Morbus Alzheimer

– Eine Erkrankung, die ihren Schrecken verliert – weil vorgebeugt werden kann.

Dr. med. Dr. rer. Nat. Dipl. chem. Gosbert Weth

Neue naturwissenschaftliche Ergebnisse, die laborchemisch überprüfbar sind.

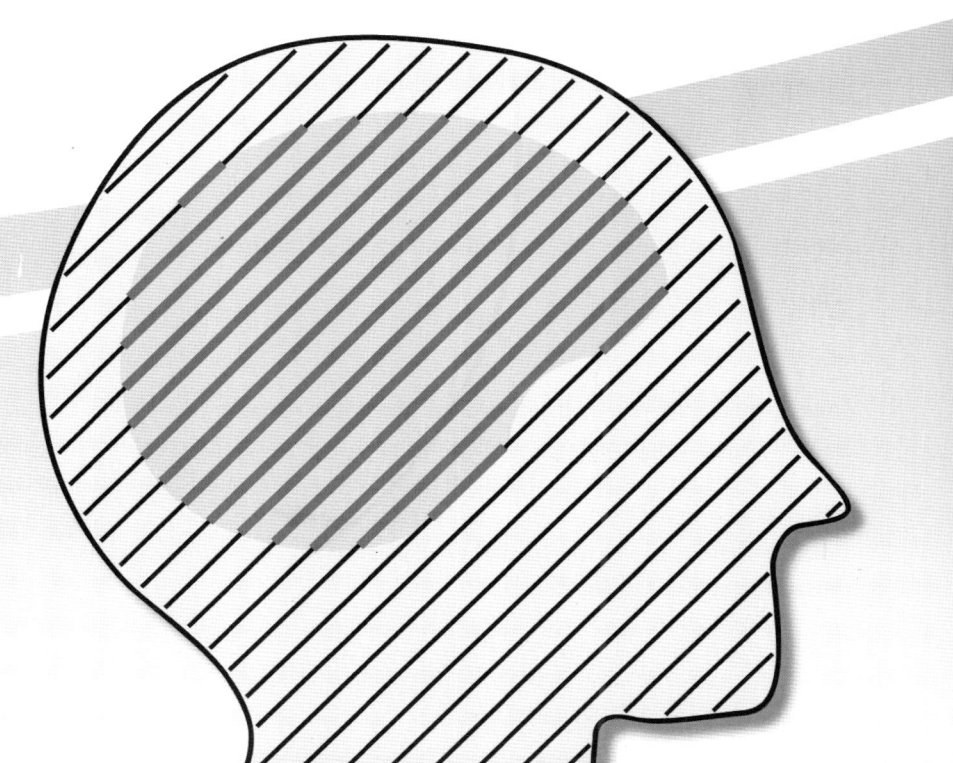

Zielsetzung dieses Buches ist es jedem Menschen die Angst vor der Alzheimer-Erkrankung zu nehmen. Unsere Forschungsergebnisse ermöglichen eine Vorsorge und auch eine neue nebenwirkungsfreie Therapie. Neue Alzheimer-Forschungen werden vorgestellt und mit bisherigen Therapien verglichen. Komplexes medizinisches und biochemisches Wissen solle jedem Leser verständlich vermittelt werden.

Ein weites Ziel dieses Buches ist es eine neue Diagnostik und Therapie vorzustellen, die auf eine Vermeidung der Erkrankung hinauslaufen sollte. Der Autor belegt seine Aussagen durch Experimente. Eine komplexe Therapie zu entwickeln, wird die Aufgabe von Therapeuten, Ärzten und Forschern sein. Der Verfasser rät zu keiner Behandlung ohne medizinische Beratung.

Sollten die im Buch enthaltenen Informationen für eine Behandlung genutzt werden, ohne einen Arzt zu konsultieren, so geschieht dies im Rahmen einer Selbstbehandlung, zu der jedermann das Recht besitzt. Verlag und Autor übernehmen jedoch keine Verantwortung.

Dr. med., Dr. rer. nat. Dipl. Chem. Gosbert Weth.

Alzheimer- eine Krankheit, die ihren Schrecken verliert

1. Auflage: 2012

Copyright der deutschen Ausgabe: 2012 nur beim Autor

Druck: jh - solution · johanna hausler · 84030 landshut

ISBN: 978-3-00-039142-2

Alle Rechte, auch die des Nachdrucks, der Wiedergabe in jeder Form und der Übersetzung, behält sich der Verlag vor. Es ist ohne schriftliche Genehmigung des Verlages nicht erlaubt, das Buch oder Teile daraus auf fotomechanischem Weg (Fotokopie, Mikrokopie) zu vervielfältigen oder unter Verwendung elektronischer bzw. mechanischer Systeme zu speichern, systematisch auszuwerten oder zu verbreiten.

Inhaltsverzeichnis

- Morbus Alzheimer 9
- Deine Nahrung sei dein Heilmittel 10
- Demenz und Alzheimer als Begriffe 11
- Der Uhrentest 12
- A-Toxin-Test 13
- Diagnostisches Verfahren 14
- Das größte Problem bei der Alzheimer-Erkrankung 16
- Morphologische Veränderungen des Gehirns 19
- Die Plastizität des Gehirns 21
- Eine frühe Diagnostik verhindert Pflegebedürftigkeit 22
- Das Wissen verlangt von uns einzugreifen 23
- Welches Vorgehen ist notwendig? 24
- Ziel 2 : Eine kostengünstige Therapie 25
- Patente für Gehirndurchblutung 26
- Über Körperzellen und Erbanlagen 28
- DNA-Doppelstrang 29
- Erde mit 50 Umrundungen (Abb.9) 31
- Die Erbanlagen in unseren Körperzellen 32
- Stand der derzeitigen Entwicklung von Medikamenten gegen Demenz bzw. M. Alzheimer ... 34

- Bei der Alzheimer-Demenz stehen wir am Anfang 35
- 100 Milliarden Gehirnzellen sind vernetzt 37
- Synapsen dienen der Informationsübertragung 37
- Die Synapse als Informationsträger 38
- Die erbliche Alzheimer-Krankheit nur bei 20 Familien 40
- Der Spät-Typ M. Alzheimer ist eine Stoffwechselerkrankung 41
- Mitochondrien sind die Kraftwerke der Gehirnzellen 43
- Das klinische Bild des M. Alzheimer 45
- Der Entdecker Alois Alzheimer 45
- Die Ablagerungen von Neurofibrillen und Plaques 46
- Das Krankheitsbild 47
- Abwehrmechanismen muss man erlernen 48
- Biochemie bei Morbus Alzheimer 49
- NMDA-Rezeptor bei Schädigung durch das A-Toxin 51
- Die Schädigung der Mitochondrien und Rezeptoren führen zu Energiedefizit und Leistungsminderung 51
- Untergang der Gehirnzelle (Abb.19) 52

- Pathologie der Alzheimer-Erkrankung 53
- Beta-Amyloid ist ein Eiweißbauteil 54
- Zellmembran mit Amyloid-Precursor-Protein 56
- Nonnenstudie 57
- Kraftwerke der Nervenzellen sind die Mitochondrien 58
- Die Mitochondrien stehen im Zentrum der Alzheimer-und Krebstherapie 62
- Otto Warburg, der Entdecker des aeroben Stoffwechsels 64
- Hans Adolf Krebs, der Entdecker des Zitrat-Stoffwechsels 65
- Krebszellen haben einen anaeroben Stoffwechsel 66
- Die verschiedenen Stadien des M. Alzheimer
    I. Stadium: moderates Stadium ist laborchemisch nachweisbar 68
    II. Stadium mit klinischen Symptomen 70
        Fallbeispiele 73
    III. Stadium gekennzeichnet durch völlige Hilfslosigkeit 75
- Übersicht über Alzheimer Therapeutika 76
- Cholinesterase-Inhibitoren 77
- NMDA-Rezeptoren-Blocker 78
- Die Physiologie der Zelle 81

- Nahrung ist der Treibstoff unseres Körpers 82
- Übersäuerung kann lebensbedrohend sein 84
- Die Mitochondrien sind die Kraftwerke der Zellen 85
- A-Toxin schädigt das Mitochondrium (Abb.33) 87
- Erfreuliche Nachrichten für Patienten mit Blutgefäßsklerose 88
- Fallbericht 91
- Zusammenfassung von Wirkmechanismen 92
- Fallbericht Patientin G. 92
- Allgemeine Empfehlungen für die Erhaltung der zerebralen Leistungsfähigkeit 95
- Vitamin D-Mangel bei Alzheimer–Patienten 96
- Wirksamkeit von Denkovital 97
- Das klinische Bild bei Morbus Parkinson 99
- Das cholinerge Defizit 100
- Optische Halluzinationen 100
- Zusammenfassung der Wirkweise von Denkovital 101
- Ausblick 102
- Situationen im Ausland: Demenz und M. Alzheimer sind ein Energiedefizitproblem 103
- Vitamin B und Folsäure 105
- Symptome bei Mangel von B-Vitaminen 106
- Risikofaktor Homocystein, eine toxische Aminosäure 106

- B-Vitamine und ihre Bedeutung für das Homocystein............ 107
- Homocystein als körpereigene Aminosäure............ 109
- Therapie der Hyperhomocysteinämie 110
- Hyperhomocysteinämie unter der Therapie von Denkovital............ 111
- Einsparung durch Vermeidung von Pflegekosten............ 111
- W.D. Oswald: Berechnungen über Pflegekosten............ 112

- Wirkung von Denkovital............ 113
- Weitere Krankengeschichten:
- Vom „Sesselsitzer" zum Musiklehrer............ 115
- Patientin, die keine Unterschrift mehr leisten konnte 117
- 82-jähriger Patient mit Fahrproblemen............ 119
- Patientin, leidet seit über 10 Jahren an erhöhen Homocysteinwerten 122
- Homocysteinämie führt zu Gefäßschäden............ 123
- Homocysteinämie, ein Risikofaktor für Arteriosklerose............ 124
- Zusammenfassung der Ergebnisse............ 124
- Frieden in den Familien ist ein Segen für Alle............ 126
- Hundertjährige und Lebenseinstellung............ 129

- Kostenprobleme im Gesundheitswesen 129
- Anhang: weitere Demenzformen 131
- Das Amyloid-Precursor-Protein 132
- Erklärung 133
- Danksagung 133
- Denkovital - Vitalität für Ihre Gehirnzellen 135
- Bestellinformationen und Einnahmehinweise
  für Denkovital 139
- Über den Autor 141

> **Morbus Alzheimer**
>
> Eine Erkrankung, die ihren Schrecken verliert,
> weil vorgebeugt werden kann.

Dr. med., Dr. rer. nat., Dipl. chem. Gosbert Weth

Morbus Alzheimer ist eine Erkrankung, die vielen Menschen Angst vor der *eigenen Entmündigung einjagt. Eine jahrelange Pflege*bedürftigkeit wird als seelisch belastende Bedrohung empfunden. Dieses Krankheitsbild verliert seinen Schrecken durch unsere Forschungsergebnisse. Zitate in Presse und wissenschaftlicher Literatur zeigen bisher kein positives Bild dieser Erkrankung, weder in der Diagnostik noch in der Therapie.

Wir wollen aber nicht nur Ergebnisse vorlegen, sondern auch ein allgemeines Verständnis für die komplexen Vorgänge in der belebten, zellulären, organischen Natur beschreiben. Wissenschaftliche physiologische Zellgeschehen werden allgemein verständlich abgehandelt, um die Angst vor dieser Erkrankung zu relativieren.

Im Anhang befinden sich spezielle wissenschaftliche Ergänzungen und Erläuterungen.

„Alzheimer, eine tickende Zeitbombe: Jede zweite Frau und jeder dritte Mann muss nach dem jüngsten Pflegereport der Barmer-GEK Krankenkasse damit rechnen, irgendwann an Altersverwirrtheit zu erkranken. 1,2 Millionen leiden hierzulande an Demenz" (Deutsches Ärzteblatt, 28. Januar 2011). Deshalb blüht das Geschäft mit der Angst und ist zudem noch einträglich.

Stellen Sie sich vor, es gäbe einen einfachen Bluttest, der 15 € kostet und ungefähr 10 Jahre im Voraus auf die Gefahr an Morbus Alzheimer zu erkranken, hinweist. Damit wären alle Menschen seelisch erleichtert, die befürchten an Alzheimer zu erkranken.

Wenn man die Erkrankung rechtzeitig erkennen kann, dann müsste es doch möglich sein, ein Präparat zur Vorbeugung zu entwickeln. Je früher man eine Therapie beginnt, desto weniger Krankheitssymptome entstehen, besonders dann, wenn die Therapie durch ein natürliches Nahrungs-Ergänzungsmittel erfolgt.

Der bekannteste Arzt und größte Lehrer der Medizin des Altertums, *Hippokrates*, stellte 500 Jahre v. Chr. den Lehrsatz auf:

Deine Nahrung sei Dein Heilmittel

und Dein Heilmittel sei Deine Nahrung.

Viele Erkrankungen, die wir kennen, stellen - auch wenn ein Patient Jahrzehnte daran leidet - kein Sterberisiko dar, solange er seine Krankheit im Griff hat, d.h. wenn er die Risiken dieser Erkrankung durch Medikamente reduziert. Das beste Beispiel ist der Bluthochdruck, da er rechtzeitig behandelt keine Blutgefäßschäden verursacht und somit Herzinfarkt und Schlaganfall vermeidet. Ähnliches gilt auch für Diabetes mellitus. Bei einem richtig eingestellten Blutzucker kommt es nicht zu den bekannten Schäden wie Hochdruck, Gefäßsklerose, Polyneuropathie und den vielen daraus resultierenden Erkrankungen.

Unsere Entdeckungen über die Ursache der Alzheimer-Erkrankung und die Erfindungen neuer Therapien zeigen deutlich, dass wir Jahrzehnte im Voraus die Krankheit erkennen können. In einer Reihe von Untersuchungen konnten wir feststellen, wenn Patienten bereits Frühsymptome (wie Orientie-

rungsstörungen, Gedächtnisstörungen) bei sich beobachten, dass es zu einer nachweisbaren A-Toxin Erhöhung im Körper kommt. Dies ist durch unseren A-Toxin-Test nachweisbar. So können wir viele Jahre im Voraus diese Symptome laborchemisch
messen und rechtzeitig vorbeugen. Vergleichbar ist dies mit der Blutdruck- oder Diabetestherapie. Rechtzeitiges Eingreifen bei der Alzheimer-Erkrankung ermöglicht uns die drohende Pflegebedürftigkeit und Entmündigung zu vermeiden. Testverfahren wie der Uhrentest und der A-Toxin-Test werden später gezeigt.

Demenz und Alzheimer als Begriffe

Das Wort Demenz kommt aus dem Lateinischen und bedeutet so viel wie „neben dem Verstand" bzw. abnehmendes Denken. Je nach Krankheitsstärke findet sich ein Mangel an kognitiven, emotionalen und sozialen Fähigkeiten, die zu einer Beeinträchtigung von sozialen und beruflichen Funktionen führen können und auf einer diagnostizierbaren Erkrankung des Gehirns beruhen.

Demenz ist der Oberbegriff einer Erkrankung, die eine zerebrale Leistungsschwäche beschreibt. Die häufigste Demenzform ist die Alzheimer-Erkrankung. Sie wurde nach dem Entdecker Dr. Alois Alzheimer benannt. Betroffen sind zunächst das Kurzzeitgedächtnis, später das Langzeitgedächtnis, ferner das Denkvermögen, die Sprache, die Motorik. Bei einigen Formen ist auch die Persönlichkeitsstruktur betroffen. Der Verlust bereits erworbener Denkfähigkeiten ist entscheidend, im Gegensatz zur angeborenen Minderbegabung.

Die zweithäufigste Demenz ist die vaskuläre (gefäßbedingte) Demenz. Sie zeichnet sich durch arteriosklerotische Veränderungen der Blutgefäße aus. Diese können zur Minderdurchblutung des Gehirns führen. Auf weitere Formen wie die Lewy-Körperchen-Demenz, benannt nach dem deutschen Neurologen Friedrich Lewy und die Parkinson- und Pick-Demenz wird in der Anlage eingegangen. <u>Auch für diese Demenzerkrankungen schlagen wir unsere Therapie vor.</u>

Unsere Forschungsergebnisse zeigen, dass diese Therapie für alle Demenzformen hilfreich ist. Wir verwenden den Begriff Demenz nicht so gern, da er im Sprachgebrauch negativ besetzt ist. Für Demenz verwenden wir synonym lieber den Begriff Alzheimer'sche Erkrankung, da wir der Meinung sind, dass man diese Erkrankung mindern bzw. verhindern kann. Sie ist rückbildungsfähig, wie unsere Forschungsergebnisse zeigen.

Der Uhrentest

Einer der wesentlichsten Gesichtspunkte einer Erkrankung sind natürlich die klinischen Symptome. Durch verschiedene Testverfahren kann man erkennen, ob bei dem Patienten eine Demenz vorliegt. Neben vielen bekannten Verfahren, die überall nachlesbar sind, soll nur der Uhrentest aufgeführt werden. Wegen des geringen Aufwandes ist der Patient gern bereit diesen einfachen Test durchzuführen. Dieser gilt für alle Demenzformen. Siehe **Abb. 1: Uhrentest**

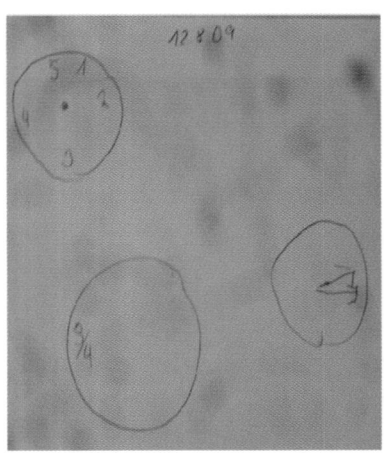
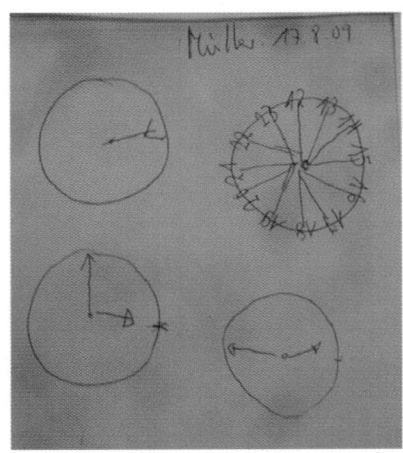

In der Abb. 1 wird gezeigt, wie der Test durchgeführt wird. Nach festgelegten Gesichtspunkten wird der Test dann nach Schweregraden ausgewertet.

Ein Patient soll in einem Kreis eine vorgegebene Zeit eintragen. Anhand der Zeichnung wird deutlich, ob ein Patient in der Lage ist, die Ziffern wie z.B. von 03:00 oder 14:30 Uhr einzutragen. So kann man den therapeutischen Erfolg, z.B. nach 8 Tagen, durch unsere Therapie mit Denkovital® (3 Kapseln) feststellen.

Bei Patienten mit einer zerebralen Leistungsschwäche kann der Test oft schon vor den ersten klinischen Symptomen nicht mehr ausgeführt werden.

A-Toxin-Test:

Durch eine einfache Blutabnahme (5 ml Serum) kann der A-Toxin-Wert (derzeit noch nicht überall möglich) festgestellt werden. In der folgenden Graphik sind über 100 Patienten mit unterschiedlicher Ausprägung des Krankheitsbildes aufgeführt. In der **Abb. 3** sind Patienten aufgeführt, die Symptomlosigkeit bis zu schweren Alzheimer-Erkrankungssymptomen aufweisen, d.h. einen normalen bis zu einem erhöhten Wert haben. *Die untere Abbildung zeigt normale (für Frauen bis 50 I.E. und für Männer bis 60 I.E.) und erhöhte Werte für das A-Toxin (Alzion).*

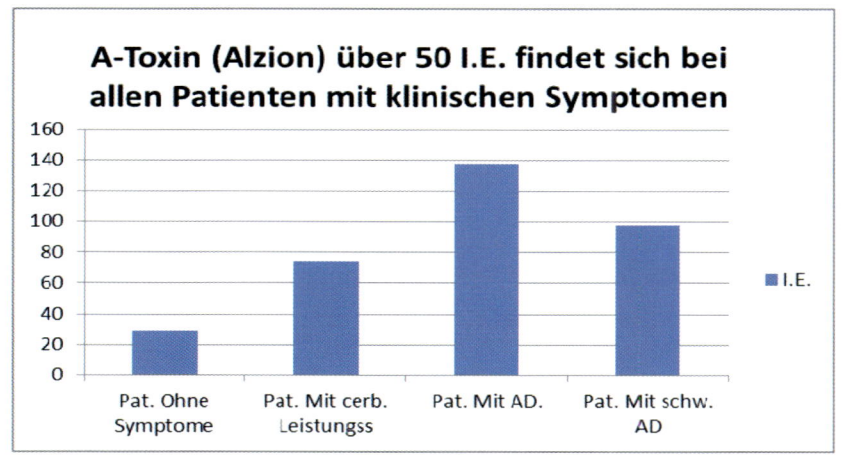

Durch eine einfache Blutabnahme (5 ml) kann der Wert in unserem Labor bestimmt werden. Patienten mit Krankheitssymptomen haben einen erhöhten A-Toxin-Wert bereits vor der Erkrankung.

Bei der 3. und 4. Gruppe kann auch der Uhren-Test nicht richtig ausgeführt werden, wobei es immer noch wenige Ausnahmen gibt.

In einem weiteren diagnostischen Verfahren ist es uns möglich das A-Toxin freizusetzen, selbst bei Patienten die schwer erkrankt sind und bei denen die Zellen des Körpers erhebliche Funktionseinschränkungen zeigen.

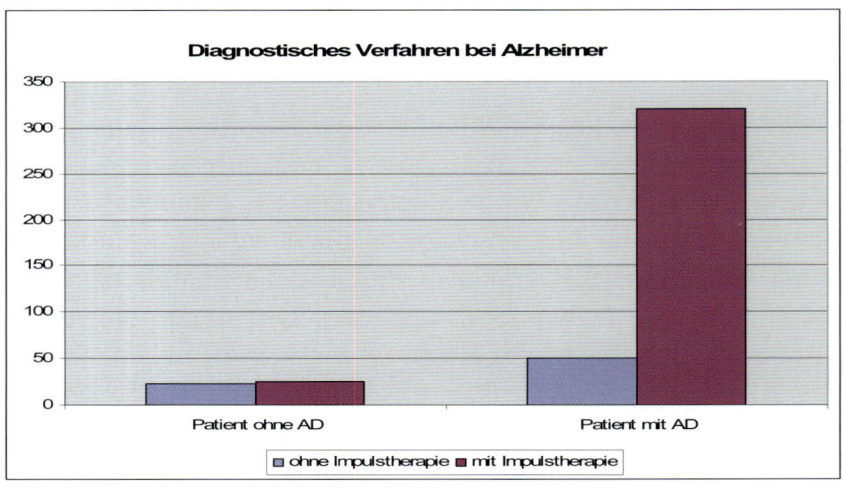

Abb. 3: Diagnostisches Verfahren

Wir können ca. 10 Jahre im Voraus erkennen, dass das Alzheimer-Toxin (wir nennen es A-Toxin) nicht im ausreichenden Maß ausgeschieden wird. In einer Patentanmeldung wurde dargelegt, dass eine spezielle von uns patentierte Impulstherapie das A-Toxin freisetzen kann. Einfacher und unkomplizierter wäre die Therapie mit einem Medikament. Wir haben daher ein solches entwickelt.

Mit unserem kostengünstigen Präparat Denkovital® kann das A-Toxin nebenwirkungsfrei abgebaut werden. Mit einer neu entwickelten Impulstherapie kann dieses A-Toxin bei fortgeschrittener Erkrankung auch zusätzlich noch freigesetzt werden (Weth in Dt. Geriatrie Kongress, Potsdam 2009).

Stellen Sie sich vor, eine solche Therapie würde weniger als 1 Euro täglich kosten und könnte teure Pflegekosten vermeiden, die für den Patienten, seine Angehörigen und für die Gesellschaft bei Morbus Alzheimer entstehen. Zudem bliebe die Lebensqualität vieler Menschen erhalten. Die Einsparungen im Gesundheits- und Sozialsystem lägen im mehrfachen Milliardenbereich (ca. 37.000 € / Jahr / pro Patient in der Pflege), was unabhängige Institute (Oswald et al.) aufzeigen konnten.

Die gegenwärtig übliche Therapie mit einem Pflaster - tägliche Kosten über 4 Euro - führt zu keiner Rückbildung der Krankheitssymptome und ist, die Pflege-Folgekosten betreffend, vollständig unwirksam. Die Kosten wegen weiterer Erkrankungen und deren Nebenwirkungen sind nicht mitgerechnet. Dazu kommen noch die Kosten für Pflege und Betreuung, welche noch wesentlich höher sind.

Durch gezielte Behandlungen ließen sich jedoch auch im medizinischen Bereich Milliarden einsparen. Jeder, der Subventionen im Forschungsbereich erhält, müsste diese offen legen und nachweisen, ob er mit dem Geld auch tatsächlich einen Fortschritt erzielt hat. Nur so bestünde die Hoffnung, dass die Alzheimer-Erkrankung kostengünstiger und effektiver behandelt werden würde.

Die Alzheimer-Krankheit wird ihren Schrecken verlieren, weil wissenschaftlich erwiesen ist, dass weit weniger als 1 Promille der Bevölkerung (1 von 1.000) an **der erblichen Form** von Morbus Alzheimer leidet. Nachweislich sind nur wenige Patienten betroffen. Es sind nur ca. 20 Familien weltweit bekannt, die an dieser erblichen Form leiden.

Die in erster Linie im Alter auftretende, **nicht erbliche Form der Alzheimer-Erkrankung,** kann jetzt therapeutisch angegangen und beherrscht werden. Das Ziel ist eine Vorsorge, die die Krankheit nur selten zu einem Ausbruch kommen lässt.

Der Morbus Alzheimer stellt, ätiologisch gesehen, eine nicht einheitliche Problemgruppe dar. Es werden Frühformen, Spätformen und klinisch sehr unterschiedliche Verlaufsformen festgestellt. Die Diagnostik sollte 10 Jahre vor einem möglichen Ausbruch der Krankheit erfolgen, um eine Therapie einleiten zu können.

<u>Das größte Problem bei der Alzheimer-Erkrankung, wird nicht offen angesprochen.</u>

Da in meinem Bekanntenkreis dieses Krankheitsbild nicht bekannt war, wurde auch ich nie auf das Hauptproblem dieser Erkrankung von Angehörigen der Patienten aufmerksam gemacht. Dabei hatte ich mehrere hundert Patienten mit diesem Krankheitsbild behandelt und doch war mir bisher das größte Problem dieser Erkrankung nicht bekannt. Auch in den Lehrbüchern wird selten darüber geschrieben. Die Hauptlast dieser Erkrankung, unter der vor allem der Patient, aber auch die Angehörigen und Betreuer leiden, wird nie beschrieben und generell verschwiegen. Dabei wird durch die derzeitige medikamentöse Therapie mit Cholin-Esterase-Hemmern und teilweise auch durch die NMDA-Rezeptoren-Blocker das Problem noch verstärkt.

Kommt ein Patient in die Klinik und zeigt Zeichen von <u>Aggressivität,</u> wird er zunächst mit Neuroleptika ruhig gestellt. Ist dies damit nicht möglich, wird er in die Gerontopsychiatrie weiterverlegt. Das Hauptproblem der Aggressivität wird mit stark dämpfenden Medikamenten behoben. Grund für das aggressive Verhalten des Patienten ist seine Angst. Die für den Patienten fremde, nicht erfassbare Situation, führt durch mangelnde Erkenntnis zu Stress. Er reagiert nicht angepasst oder adäquat, da er die Situation nicht einschätzen kann und deshalb mit Abwehrverhalten und Aggression reagiert. Diese Wutanfälle und Aggressionen führen oftmals zu Zerwürfnissen in den Familien. Deshalb kommt es nicht selten zur Verlegung des Erkrankten in eine geschlossene Einrichtung (Psychiatrie oder Pflegeheim), weil das Zusammenleben unerträglich ist. Auch unter Angehörigen von Patienten entsteht Streit und Zwietracht, besonders, wenn der Patient einzelne Personen beschuldigt, z.B. des Diebstahls. Er ist auch durch Belehrungen nicht von seiner Fehleinschätzung abzubringen.

Bisher habe ich es noch nie erlebt, dass ein dementer Patient in einen geschlossenen Bereich verlegt werden musste, nachdem er unser Therapeutikum Denkovital® eingenommen hatte. Der Umgang mit dementen Patienten, die durch die Behandlung mit Denkovital® ihre Gereiztheit und Aggressivität verlieren, wird den Angehörigen wesentlich erleichtert. Das Problem der zerebralen Leistungsminderung bei hochbetagten Patienten ist seit Generationen bekannt, so dass die meisten Patienten zu Hause gepflegt werden konnten. Hochbetagte Personen, wurden mit Freude im heimischen Umfeld gepflegt. Auch wenn sie im Denken verlangsamt waren, trugen sie häufig auch zur Harmonisierung des Familienlebens bei. Diese Hochbetagten sind sehr selten aggressiv, sondern wirken stets ausgleichend. Dagegen findet man bei Alzheimer-Patienten sehr oft Aggressivität, die von einer Minute zur anderen akut ausbrechen kann und sich deutlich auch von dem Verhalten der hochbetagten, nicht dementen Personen unterscheidet.

Eine Angehörige eines Patienten berichtete mir unter Tränen, dass sie jetzt vor Glück weinen könnte. Das Verhalten ihres Ehemannes hatte sich unter der Therapie von Denkovital® so weit gebessert, dass sie ihren Ehemann nicht mehr wegen Selbstgefährdung in ein Pflegeheim verlegen lassen musste.

Fragte ich bei anderen Angehörigen von Patienten nach, war das Verhalten ähnlich. „Stellen Sie sich vor, Herr Doktor", berichtete die Gattin des Patienten: „ich hätte jetzt meinen Ehemann in ein Pflegeheim abgeben müssen. Er wurde aggressiv, lief oft weg und wenn ich ihn zurückholen wollte, kam es ständig zu explosiven Auseinandersetzungen. Nur eine Versorgung in einem geschlossenen Heim wäre die einzige Möglichkeit gewesen. Aber die Aufwendungen für das Pflegeheim hätten unser Häuschen gekostet, für das wir ein Leben lang gearbeitet haben. Dabei möchte ich nochmals betonen, dass mein Mann früher der friedlichste Mensch war und wir nie Auseinandersetzungen hatten. Mir war dieser aggressive Charakterzug an ihm bisher völlig fremd."

Durch Denkovital® hatte dieser Patient, seine Aggressivität verloren, er ist aufmerksamer und aktiver geworden, läuft nicht mehr weg, weil er sich nicht mehr eingesperrt fühlt. Zusätzlich ist er viel mobiler als vorher. Einige Bekannte teilten der Ehefrau mit, dass ihr Mann seit dieser Therapie wacher wirke als vor zwei Jahren und auch gesünder aussehen würde.

Unter der bisherigen Therapie mit Alzheimer-Medikamenten berichten Angehörige davon, dass der erkrankte Partner durch diese Medikamente manchmal unruhig wurde. Wenn er wegläuft, findet er sich nicht mehr zurecht und reagiert beim Versuch, ihn in die gewohnte Umgebung zurück zu holen, mit extremen Angriffen auf die Betreuer. Ein dementer Patient kann z.B. auch nicht verstehen, warum er nicht ohne Vorsicht über die Straße laufen kann und sich plötzlich an Verhaltensvorgaben orientieren soll. Die daraus folgenden Ermahnungen führen fast bei allen an Morbus Alzheimer erkrankten Patienten zu einem aggressiven Verhalten.

Herkömmliche Alzheimertherapeutika führen zu keiner Reduktion der Alzheimersymptome. Studien zeigen nur eine Verzögerung der Erkrankung. Vielfach kann diese Therapie sogar zu einer Steigerung der Aggressivität führen.

Durch Denkovital® ist es uns zum ersten Male gelungen ein Therapeutikum einzusetzen, welches zu einer Reduktion der Aggressivität führt. Dies wurde selbst bei gleichzeitiger Einnahme von Alzheimer-Medikamenten - zusammen mit Denkovital® - festgestellt, da die Verträglichkeit sehr gut ist und keine Nebenwirkungen auftreten, wie sie Alzheimertherapeutika aufweisen.

Morphologische Veränderung des Gehirns, die im Computer-Tomogramm (CT) und im Kernspin (NMR) nachweisbar sind.

Durch ein spezielles, biochemisches Geschehen - auf das später eingegangen wird - findet eine morphologische Veränderung in der Zellstruktur des Gehirns statt. Deshalb kann der entstandene Zellschaden erst viel später, **nach** dem Ausbruch der Krankheit durch CT (Computer-Tomographie), Kern-Spin (MRT = Magnet Resonanz-Tomographie), PET (Positronen-Emissions-Tomographie) oder andere bildgebende Verfahren entdeckt werden. Man muss also frühzeitig auf molekularer Ebene prophylaktisch therapieren, damit die Zerstörung der Zellstruktur im Gehirn unterbleibt.

Diese Zellschäden können durch eine frühzeitige Therapie vermieden werden. Aus diesem Grund wird deutlich, dass zuerst eine biochemische und dann erst eine morphologische Schädigung nachweisbar ist. Findet man morphologische Veränderungen, wie die erweiterten Liquorräume im Gehirnzentrum, so sind schon einige Gehirnzellen untergegangen.

In der Abb. 4 finden sich keine Substanzdefekte im Gehirn. Die Patientin hat auch keine zerebralen (hirnorganischen) Leistungsdefizite.

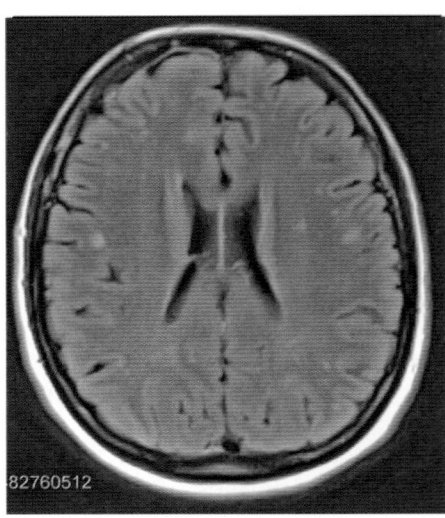

Abb. 4 zeigt einen „normalen" Kernspin (NMR) des Schädels bei einer gesunden, älteren Patientin. **Die zentral gelegenen Liquorräume (dunkle Färbung) sind nicht erweitert.** Die Gehirnsubstanz reicht bis zur Hirnhaut. Es bestehen wenige mit Liquor gefüllte Bereiche (=dunkle Areale). Es findet sich keinerlei Atrophie der Gehirnsubstanz. Bei der Patientin sind keine Krankheitssymptome nachweisbar.

Im folgenden Bild sehen Sie ein MRT eines 72-jährigen Patienten, der mit seiner Gattin in meine Ambulanz kam und über Müdigkeit und Motivationslosigkeit klagte. Er saß nur noch zu Hause im Sessel und zeigte keinerlei Aktivität. Früher schrieb er noch Bücher, jetzt war er zu nichts motivierbar.

*Die **Abb. 5** (Seite 21) zeigt die deutlich erweiterten, zentral gelegenen Liquorräume, die in Abb. 4 nicht erweitert sind. Die mit Liquor gefüllten Räume zwischen Hirnhaut und Gehirnsubstanz sind vergrößert, wie dies im Vergleich mit der Abb. 4 dargestellt wird.*

Jeder wird sich fragen, ob bei derartigen Substanzdefekten noch eine sinnvolle Alzheimer-Therapie stattfinden kann. Ich kann hier mitteilen, dass es unter Anwendung von Denkovital® mit diesen Substanzdefiziten zu keinem Fortschreiten der Demenz kommt, sondern sogar eine Aktivierung der restlichen Gehirnzellen möglich ist.

Die Plastizität des Gehirns ist unglaublich genial konstruiert, so dass es sich wieder reaktivieren und sogar aktiver als zuvor werden kann. Unter der Therapie mit 3 Tabl. Denkovital konnte sich ein geschädigtes Gehirn erholen, so dass der Patient dadurch aktiver und vitaler als vor 2 Jahren war und er nun wieder Bücher verfasste.

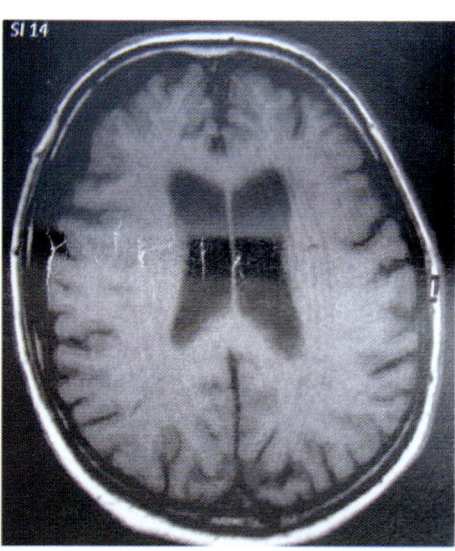

Abb. 5 zeigt ein Kernspin (NMR) des 72-jährigen Patienten F. mit Verdacht auf Morbus Alzheimer. **Die zentral gelegen Liquorräume (dunkle Färbung) sind deutlich erweitert.** *Die Gehirnsubstanz (frontal) reicht nicht bis zur Hirnhaut. Im Gegensatz dazu finden sich bei der Kernspin-Untersuchung bei einem Patienten mit Verdacht auf Demenz erweiterte, mit Liquor gefüllte Räume. Fehlende Gehirnzellen werden durch Liquor ersetzt.*

Dies ist ein Zeichen dafür, dass sich die Gehirnsubstanz zurückgebildet hat und viele Nervenzellen untergegangen sind. Auch im Frontalhirn, dort wo die Denkvorgänge stattfinden, finden sich deutliche Substanzverluste.

Es ist erstaunlich, dass sich unser Patient F. bei einem so deutlichen Nervenzellverlust unter der Therapie mit Denkovital® erholte. Es war wieder möglich, dass er Vorträge von über einer Stunde halten konnte ohne Ausfälle zu zeigen. Zuvor hatte sich seine Gattin beklagt, dass er daheim nur noch antriebslos im

Sessel saß und nicht einmal mehr Zeitung las. Eine Motivation zu irgendeiner Tätigkeit war nicht mehr feststellbar.

Dagegen zeigt das Kernspin-Bild (Abb. 4) einer 58-jährigen „gesunden" Patientin keine Anzeichen von M. Alzheimer. Die graue Substanz ist durchgängig erhalten, kein Abbau an Gehirnsubstanz im Frontalhirn, keine erweiterten Liquorräume, die auf Gehirnsubstanzverlust hinweisen und kein Substanzverlust im parietalen (seitlichen) Gehirnbereich. Auch der Nichtfachmann erkennt, dass zwischen beiden Schädel-Aufnahmen ein deutlicher Unterschied besteht.

Eine frühe Diagnostik verhindert Pflegebedürftigkeit.

Bevor morphologische Veränderungen im Gehirn auftreten, muss ein biochemisches Geschehen stattgefunden haben, das diese Schäden verursacht.

Eine Früherkennung kann deshalb nur durch ein *Verfahren* erreicht werden, das die biochemischen Veränderungen frühzeitig erfassen kann.

Schon viele Jahre vor den ersten morphologischen Veränderungen können wir heute den Ausbruch einer Alzheimer-Erkrankung feststellen, weil sich ein auffälliger, pathologischer Laborwert nachweisen lässt, der auf ein starkes Alzheimer-Toxin hinweist. Dieses Gift ist die Ursache für Morbus Alzheimer. Es zerstört wichtige Zellstrukturen und schädigt den Stoffwechsel der Zellen, insbesondere die „Energiefabriken der Zellen", die Mitochondrien, über deren Funktion wir in einem späteren Kapitel berichten.

Dieses A-Toxin wird auch beim **normalen Zellstoffwechsel gebildet.** Findet eine Anhäufung dieses „Abfallproduktes" statt, so kann es zu einer krank machenden, zellulären und immunologischen Reaktion kommen.

Wie jedes Medikament, so kann auch jedes Nahrungsmittel (z.B. Salz) zu Gift werden, wenn die verträgliche Dosis überschritten wird. Dies gilt ebenfalls für Stoffwechsel-**Abbauprodukte**, die in **geringer** Konzentration nicht giftig sind, jedoch in hoher Konzentration zu Gift werden.

Dieses Wissen verlangt von uns einzugreifen, bevor es zu einer Erkrankung kommt.

Durch **Verstoffwechselung** dieses Abbauprodukts mit Hilfe von genau festgestellten fehlenden **Nahrungs-Ergänzungsmitteln** können wir das Toxin beseitigen. Das wäre auch durch teure Medikamente möglich, deren Zulassung würde aber Jahre dauern und die Therapie wäre erheblich teurer. In der Abb. 6 findet sich mit dem Abfall des Alzions auch die klinische Besserung der Patienten. Der Erkrankte führte den Uhrentest jetzt richtig aus. Zu Beginn der Therapie konnte er mit dieser Aufgabe nichts anfangen. **Abb. 6 zeigt die Entgiftung durch Denkovital.**

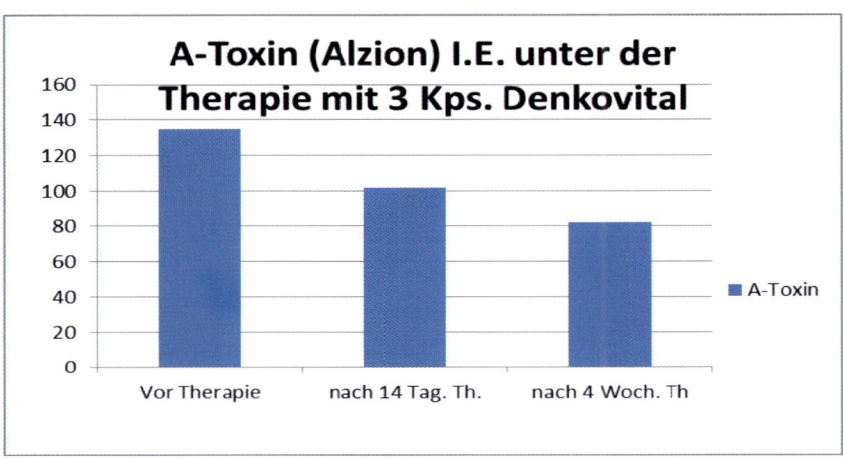

Welches Vorgehen ist notwendig?

Ziel Nr. 1: Ein kostengünstiger, einfacher Bluttest

Auf dem Kongress für Gerontologie (Altersforschung) in den Jahren 2009 (Göttingen) und 2010 (Potsdam), stellte ich die Forderung auf: *„Eines der wichtigsten Ziele in der Alzheimer-Forschung ist die Entwicklung eines kostengünstigen, einfach anzuwendenden Tests, um eine frühzeitige Erkennung des Krankheitsbildes zu erreichen. Somit kann man das Fortschreiten dieser schrecklichen Krankheit rechtzeitig feststellen und therapieren. Ein Alzheimer-Toxin ist im Blut entdeckt worden, welches ein verlässlicher Indikator ist. Es gibt sowohl Auskunft über den zu erwartenden Krankheitsverlauf, als auch über die Schwere der Symptome der Erkrankung. Diese Tatsache bringt uns unserem Ziel, nämlich **der Früherkennung und rechtzeitigen Therapie,** ein großes Stück näher, um der Krankheit den Schrecken zu nehmen".* Damals interessierte es niemanden. Nur in einem späteren Gespräch mit dem Staatssekretär im Gesundheitsministerium sagte dieser zu mir: *„ Wenn wir keine neue Behandlungsmöglichkeit gegen die Alzheimer-Erkrankung haben, bricht unser Gesundheits-System zusammen, da die Behandlungskosten explodieren werden."*

Als *Alois Alzheimer*, ein unterfränkischer Landsmann von mir (geboren in Marktbreit, in der Nähe von Würzburg in Bayern), zum ersten Mal seine Ergebnisse über die sogenannte Demenz der Frau D. (der Begriff „Alzheimer-Erkrankung" wurde zu seinen Ehren erst später geprägt) auf einem Kongress vorstellte, war kein anwesender Arzt daran interessiert, Fragen zu stellen.

Der Vorsitzende sagte: *„Da keine Frage zu diesem Vortrag vorliegt, gehen wir zum nächsten Vortrag über".* Alois Alzheimer war erschüttert über das Desinteresse der Kongressteilnehmer. Genauso passiv verhielten sich die Kongressteilnehmer nach meinen Vorträgen in den Jahren 2009 und 2010. Keiner stellte eine Frage zu meinen Vorträgen, obwohl ich oft zu Weltkongressen mit mehreren Vorträgen eingeladen wurde.

Ziel Nr. 2: Eine kostengünstige Therapie

Mit der Entwicklung des Nahrungs-Ergänzungsmittel **Denkovital**® wurde eine erfolgreiche Therapie entwickelt, wenn es schon einige Jahre **vor** dem möglichen Ausbruch der Alzheimer Erkrankung **vorbeugend** eingesetzt wird.

Wir beobachten, dass sich der Gesundheitszustand Erkrankter schnell verbessert; nicht nur zerebral, sondern auch körperlich. Das heißt, unser Nahrungs-Ergänzungsmittel **Denkovital**® ist zur Vorbeugung von M. Alzheimer wirksam. Es ist kein Medikament und deshalb frei von möglichen Nebenwirkungen.

Da selbst auf medizinischen Fachkongressen biochemische Zusammenhänge nur von wenigen Teilnehmern verstanden werden, ist es notwendig, dieses biochemische, zellphysiologische und pharmakologische Geschehen in unseren Hirnzellen in allgemein verständlicher Form darzustellen.

Wir müssen vorausschicken, dass sich das medizinische und naturwissenschaftliche Wissen innerhalb von 5 Jahren verdoppelt, so dass nicht alle neuen Erkenntnisse allen Medizinern und Laien geläufig sein können.

In vielen Gesprächen mit meinen Patienten habe ich den Eindruck gewonnen, dass jeder verstandesgemäß in der Lage ist, auch komplexe Vorgänge unserer Körperzellen zu verstehen. Meine Patienten waren dankbar, dass ich mir die Zeit nahm, den *biochemischen Stoffwechsel* ihres Krankheitsbildes zu erklären. Wenn der Patient seine Therapie versteht, ist auch die Zusammenarbeit zwischen Arzt und Patient wesentlich erfolgreicher.

„Patente für Gehirndurchblutung und die Irrwege zu einer günstigen Therapie"

Bisher haben wir wenige Medikamente zur Verfügung, die bei der Therapie für den Morbus Alzheimer eingesetzt werden. Auch wurden keine verwertbaren Patente entwickelt, um die Therapie voranzutreiben. Als ich vor über 20 Jahren entdeckte, dass es neben der Gehirndurchblutungs-Steigerung auch zu einer Blutdrucksenkung kam, kontaktierte ich eine Pharmafirma und gab ihr meine Untersuchungsergebnisse. Danach sollte ich noch die Dosiswirkungs-Messungen machen. Die Kosten hierfür waren enorm. Ich bekam 2000 DM Publikationshonorar, hatte jedoch mehr als 1000 Stunden daran gearbeitet. Diese Firma erzielte dann Hunderte Millionen DM Umsatz. Von der Firma hörte ich nichts mehr. Die Ergebnisse habe ich auf dem Weltkongress für Gerontologie in New York vorgetragen. Die Unkosten für diesen Kongress musste ich natürlich selbst tragen. Aus diesem Grund habe ich mein nächstes Patent - wie in der Anlage ersichtlich - in den USA angemeldet. Dann wurde ich jedoch boykottiert. Keiner war bereit, dieses Medikament zu produzieren und auf den Markt zu bringen, obwohl von diesem Medikament keine Nebenwirkungen bei der vorgegebenen Dosis bekannt sind. In der Anlage ist eine Kopie eines meiner US-Patente aufgeführt. Es wird darin eindeutig gezeigt, dass die Rezeptoren im Gehirn, die für den Neurotransmitter-Stoffwechsel zuständig sind, stimuliert werden und es - wie später gezeigt - zu einer zerebralen Leistungssteigerung des Patienten kommt.

```
United States Patent  [19]                    US005589499A
Weth                                    [11]  Patent Number:     5,589,499
                                        [45]  Date of Patent:    Dec. 31, 1996

[54] DOPAMINERGIC AGENTS FOR THE          Yoshio Suzuki, et al. "Studies on Mechanisms of Anti-
     TREATMENT OF CEREBRAL AND            nephritu Action of SA-446", Japan. J. Pharmacol. 42,
     PERIPHERAL BLOOD FLOW DISORDERS      465-475 (1986).
                                          C. Lombardi, et al. Enalapril . . . patients, "Journal of
[76] Inventor:  Gosbert Weth, Coburgerstrasse 6,   Biological Regulators & Homeostatic Agents," Band 3, Nr
                W-8520, Erlangen, Germany         3, Jul.-Sep. 1989, Seiten 128-129, Milano, Italy.
                                          C. Lombardi, et al., "Meicanismi . . . ipofisario", Minerva
[21] Appl. No.: 339,423                   Medus, Band 81, Nr 9, Sep. 1990 Seiten 587-590, IT.
                                          J. E. F. Reynolds, et al. "Martindale the Extra Pharmaco-
[22] Filed:     Nov. 14, 1994             poeia", Ed. 29, 1989, The Pharmaccutical Press, Seiken
                                          478-480, London, GB.
         Related U.S. Application Data    J. E. F. Reynolds, et al. "Martindale, The Extra Pharmaceo-
                                          poeia". Ed. 29, 1989, The Pharmaceutical Press, Seiken 493,
```

Abb. 7 zeigt eines meiner u.a. in den USA erteilten Patente für Gehirndurchblutung, welches auch einen sofortigen Schlaganfall beheben kann. (Vortrag auf dem Weltkongress für Gerontologie in New York 1986)

Dadurch werden - wie in dem Patent beschrieben - der Apoplex (Schlaganfall) und seine Spätfolgen wie Sprachstörungen und Paresen (Lähmungen) deutlich reduziert und bei frühzeitigem Einsatz sogar vermieden. Viele würden an der frustrierenden Situation verzweifeln, aber in diesem Fall kann man von den Hundertjährigen lernen: „Die Situation annehmen, Gott danken (es könnte ja noch schlimmer kommen) und beten, dass es noch eine bessere Lösung gibt."

Viele Menschen setzen durch ihre Geldanlagen Vermögen in den Sand, ich habe meine Forschungsergebnisse in den Sand gesetzt. Somit war zu überlegen, ob es noch andere Möglichkeiten gibt, Lösungen für das menschliche Leid, die akuten Krankheiten und besonders die chronischen Erkrankungen nebenwirkungsarm zu therapieren. Da ich aber keine Millionen zur Verfügung habe, mir auch keine Forschungsgelder zufließen und auch keine Drittmittel zukommen, muss ich alles aus meiner eigenen Tasche finanzieren, was nur durch Einsparung des persönlichen Lebensstils möglich ist. Nachdem man mir mitteilte, dass meine Vorträge über die Alzheimer-Erkrankung nicht dem Niveau der Deutschen Gesellschaft für Gerontologie entsprechen würden, wurden auch meine Vorträge abgelehnt. Somit blieb mir keine Möglichkeit mehr, meine Erfindung an die Öffentlichkeit zu bringen.

Es musste also ein neues Modell geschaffen werden. Seit dieser Zeit führe ich meine Forschungen selbst durch. Angefangen bei der Entwicklung, dem einfachen Versuch, der Eigenproduktion meiner Nahrungs-Ergänzungsmittel und Medikamente bis hin zum Selbstverkauf. Vor allem so lange, bis ein weiterer Mitarbeiter eingestellt werden kann. Weil ich keine Krämerseele bin, musste ich die Vermarktung erst lernen und mich auch persönlich um den Verkauf kümmern. Man lernt eben nie aus. Deshalb habe ich das Patent für die Alzheimer-Therapie auch selbst angemeldet, um die Unkosten zu minimieren. Man muss dies als eine neue Herausforderung sehen. Man kann auch von 100-jährigen Patienten lernen, mit Humor und Abgabe von Leid, das Leben gut zu meistern.

Über Körperzellen und Erbanlagen.

Mir ist es ein Anliegen, das Wissen über Erbanlagen vereinfacht darzustellen, damit die Betroffenen auch eine nachvollziehbare Information bekommen. Wer den Aussagen glaubt, dass ein Eingriff in die DNA die sofortige Lösung wäre, der irrt gewaltig. Wer so denkt, hat die komplexen Zusammenhänge unserer Erbanlagen nicht im Geringsten verstanden.

Bei weniger als *1 von 1.000* Alzheimer-Erkrankten handelt es sich um ein **erbliches** Geschehen, das von unseren Körperzellen und den darin enthaltenen Erbanlagen abhängt.

Von den 3 Milliarden (3.000.000.000) Basenpaaren, die unsere Erbanlagen ausmachen, ist eine einzige Base ausgetauscht und verursacht den erblichen M. Alzheimer. Welch eine Anmaßung (Hypris), wenn man glaubt hier genetisch eingreifen zu können. Die Folgen, die möglicherweise in den nächsten Generationen auftreten, übernimmt kein Mensch, da niemand sie im Geringsten einschätzen kann.

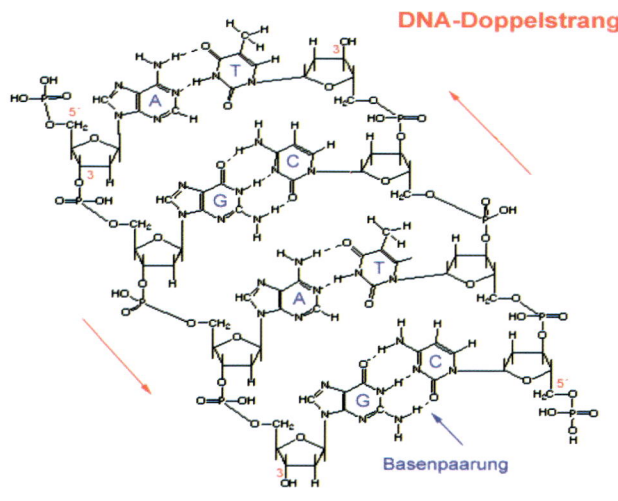

Abb. 8 zeigt die Erbanlagen, die aus den Bausteinen Adenin (A), Thymin (T), Cytosin (C) und Guanin (G) bestehen. Diese sind für jeden einzelnen Menschen einzigartig. Sie können also nicht gewürfelt oder durch Zufall aufgereiht werden, (aus dem Lehrbuch der Biochemie, z.B. Buddecke). Die Doppelhelix wurde von James Watson und Francis Krick zum ersten Male beschrieben und auch mit dem Nobelpreis 1962 ausgezeichnet.

Das Bienensterben in den USA sollte uns zu denken geben. Werden Erbanlagen des Mais, sogenannter Genmais, verändert, so tritt, wie jetzt beobachtet wurde, bereits der Schimmelpilz im Mais auf, so wie wir den giftigen (Mutterkorn-) Pilz beim Getreide kennen. Man bedenke, dass vermutlich mehr Leute im Mittelalter an diesem Schimmelpilz erkrankt oder verstorben sind als in den Kriegen. Was wird auf uns zukommen, wenn der Mais, eines der wichtigsten Nahrungsmittel, anfällig wird für diese (Mutterkorn-) Erkrankung. Diese Mykotoxine vom Mutterkorn sind hochgiftige Stoffwechselprodukte des Schimmelpilzes. Wenn genmanipulierte Pflanzen plötzlich für Erkrankungen anfällig werden, die zuvor nicht bekannt waren, können erhebliche Gefahren für die Welternährung auftreten.

Deshalb ist es notwendig einige Zusammenhänge über Erbanlagen (DNA) und Zell-Biochemie kurz zu wiederholen:

Unsere Körperzellen sind nicht aus einem Chaosclub entstanden, sondern geplant und aufeinander abgestimmt. Keine der Zellen darf aus der Reihe tanzen. Obwohl alle die gleichen Erbanlagen haben, hat jede Zelle ihre eigene Funktion. Es kann nicht die Leberzelle die Funktion einer Gehirnzelle übernehmen oder das Gehirn plötzlich beschließen, ich wachse unter der Fußsohle. Dies wäre ein evolutionäres Denken, da dieses auf Wahrscheinlichkeit beruht. Leider bemerkt jeder, dass gar nicht so viele Wahrscheinlichkeiten seit der Entstehung des Lebens möglich gewesen wären. Alles ist aufeinander abgestimmt, wie wir es später an den über 10.000 Verknüpfungen einer Gehirnzelle mit anderen Gehirnzellen sehen werden.

Um die Genialität des menschlichen Körperbaus zu begreifen, sollen einige physiologische Zusammenhänge dargestellt werden. In einigen Bildern wird die Größe des menschlichen Wesens gezeigt. In der Abb. 9 (Erde) wird die Anzahl der Körperzellen an einer symbolischen Schnur offensichtlich. Werden alle Körperzellen (10 bis 100 Billionen) auf eine Schnur aufgereiht, so beträgt die Länge dieser Schnur 50 Äquator-Umrundungen.

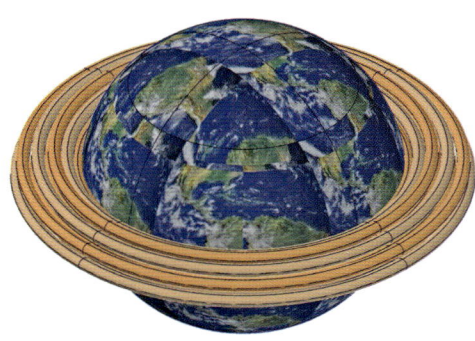

Abb. 9: Erde mit 50 Umrundungen: Um alle Körperzellen **aneinander aufgereiht auf einer Schnur aufzuzählen, muss die Erde 50-mal umrundet werden**. Der erwachsene menschliche Körper besteht aus etwa **10 bis 100 Billionen Zellen** (oder 10.000.000.000.000.000 Zellen), vereinfacht dargestellt als (10^{13}-10^{14}) Körperzellen, nebeneinander aufgereiht ergeben sie eine Kette, die den Äquator 50-mal umschlingen würde.

Körperzellen mit gleicher genetischer Information, führen die gleiche Funktion aus. Aber alle Körperzellen müssen so aufeinander abgestimmt sein, dass die Gehirnzelle z. B. nicht die Funktion einer Darmzelle ausführt. Stellen Sie sich vor, Ihre Leberzelle würde sich selbstständig machen und auf „Eigenfunktion" umschalten, wie wir dies bei Krebserkrankungen kennen. Unser Körper wäre nicht mehr funktionsfähig.

In jeder Körperzelle eines Menschen befindet sich ihre gleiche, körpereigene DNA (genetische Information), die aus 3 Milliarden Basenpaaren besteht. Würde man diese 3 Milliarden Basenpaare, die unsere Gene ausmachen, in die Länge ziehen, wäre eine DNA-Länge von 1,7 m pro Zelle messbar.

Von diesen unendlich vielen drei Milliarden Basenpaaren ist nur ein einziges - auf Grund einer Punktmutation (bei einem einzigen Austausch einer Base spricht man von Punktmutation) - für die Entstehung des Morbus Alzheimer verantwortlich.

Aus 3 Milliarden Basenpaaren entsteht, unter Abspaltung von 2 Phosphaten, einer der vier Bausteine der DNA, z.B. das Adenosin-Nukleotid. Wie eine derart komplexe Struktur milliardenmal pro Zelle entstehen kann, ist ungeklärt. Nach der Wahrscheinlichkeits-Rechnung ist dies auch durch Zufall nicht möglich. In der unbelebten Natur gibt es nicht ein einziges derartig komplexes Nukleotid als Molekül. Besteht ein Molekül (z.B. ATP) aus mindestens einer Phosphatgruppe, Desoxy-Ribose (Zucker) und Nukleosid, so spricht man von einem Nukleotid, einem Baustein der DNA.

Die Erbanlagen in unseren Körperzellen.

Die Erbanlagen sind in der DNA (Desoxyribonukleinsäure) gespeichert und festgeschrieben. Jeder Mensch ist ein Unikat, also einzigartig. Das ist ein Wunder, wenn man bedenkt, dass unsere Erbanlagen, sowohl vom Vater als auch von der Mutter soweit übereinstimmen müssen, dass eine Zeugung möglich ist. 3 Milliarden Basen des Vaters und genau 3 Milliarden Basen der Mutter kommen zu 3 Milliarden-Basen-**Paaren** zusammen, um Leben entstehen zu lassen.

Man muss bedenken, dass der menschliche Körper zu über 70 % aus Wasser besteht, und wenn dann nur ein einziges Wassermolekül dazwischen liegt, wird die Zeugung verhindert.

So wird deutlich, welch geniales Zusammenspiel in einem von tausenden Wundern hinter der Menschwerdung eines Neugeboren steckt.

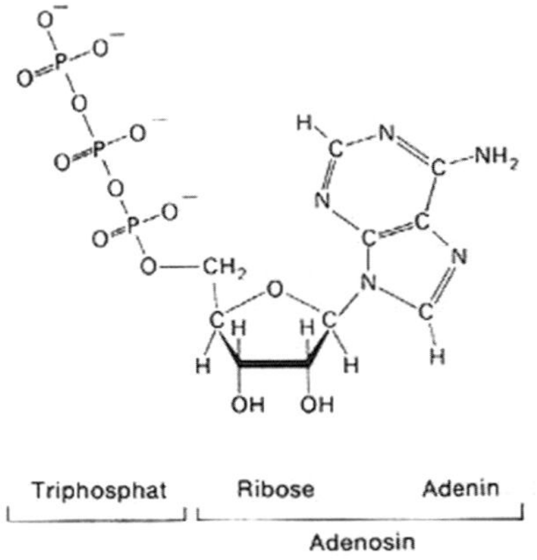

Abb. 10: ATP (Adenosintriphosphat) **ist auch die Energieeinheit, die in den** *Mitochondrien* **gebildet wird.**

Es ist unglaublich, wenn man bedenkt, dass durch die Aneinanderreihung von Nukleotiden, wie oben am ATP gezeigt, die gesamten Erbanlagen gespeichert sind. Mittlerweile ist die DNA (die Erbanlagen) entschlüsselt. Das heißt, wir wissen, welche Nukleotide sich aneinanderreihen. Aber verstanden haben wir die Sprache nicht im Geringsten, denn jetzt sind völlig neue Fragen aufgetaucht. Der verantwortliche Wissenschaftler Collins hat deshalb auch ein Buch geschrieben mit dem Titel „Die DNA, das ABC Gottes". Er veränderte damit auch seine Lebensanschauung. Vom Atheisten „konvertierte" er zum Christen, da für ihn diese komplexen Strukturen und deren Einmaligkeit nur Schöpfung und nicht Zufall sein kann. Jeder, der sich mit dieser Materie befasst, kann nur ergriffen sein von so viel Komplexität, wenn man weiß, dass drei Milliarden Basenpaare nötig sind, um einen Menschen zu formen und gleichzeitig die Erkenntnis hat, dass in der unbelebten Natur kein einziges Nukleotid vorkommt. Wie sollen dann 3.000.000.000 Basenpaare entstehen und noch dazu richtig aneinander aufgereiht. Wer eine Spur naturwissenschaftliches Verständnis hat, der weiß, wie schwer es ist, ein einziges Nukleotid herzustellen. Erst recht eine derartig große Anzahl und noch in der richtigen Sprache (Alphabet). In der folgenden Abbildung ist die komplexe Sprache schematisch aufgezeichnet. Dies können Sie auch in Biochemie-Lehrbüchern nachlesen.

Nur um die Entstehung der erblichen Alzheimer-Erkrankung besser verstehen zu können, war es nötig, diese Zusammenhänge herzustellen. Denn es ist nur ein einziges Nukleotid von 3.000.000.000 Basen verändert und damit verantwortlich für die Alzheimer-Erkrankung. Somit errechnet sich, dass nicht 3 Milliarden Basen hoch zwei, sondern 3 Milliarden Basen hoch 3 Milliarden Basen nötig wären, um einen gesunden Menschen zu schaffen. Soviel Moleküle gibt es nicht im Sonnensystem. Damit kann jeder sofort errechnen, dass der Mensch kein Zufallsprodukt sein kann. Selbst in unserer Milchstraße mit einer Masse von 100 Milliarden Sonnen oder $2,7 \cdot 10^{41}$ kg, kommen wir auf etwa 10^{68} Atome. Die Anzahl der Atome im ganzen Universum liegt in der Größenordnung von 10^{78} Atomen. Dadurch wird deutlich, dass der Zufall der Menschwerdung wissenschaftlich widerlegt ist. 10^{81} Atome wären nötig um durch Zufall einen Menschen zu erschaffen. So viele Atome gibt es nicht einmal im Weltall.

Auch Francis Collins (Abb. 11) hat in seinen Publikationen diskutiert (z.B. in Nature), dass der Mensch geplant bzw. geschaffen sein muss.

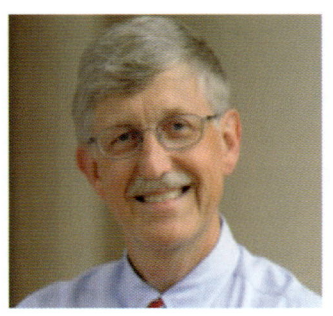

Abb. 11: Francis Collins:

Seit 1993 leitet er das Humangenomprojekt (als Leiter des National Human Genome Research Institute, NHGRI, in Washington D. C.), in dem Hunderte von Wissenschaftlern an der vollständigen Entschlüsselung des menschlichen Erbguts arbeiten. Von US-Präsident Obama wurde er zum Direktor des National Institutes of Health (Gesundheit) ernannt. Als ehemaliger Atheist, ist Collins heute gläubiger Christ und gilt als einer der prominentesten Verfechter des Konzepts einer theistischen (gottgewollten) Entwicklung des Lebens.

Stand der derzeitigen Entwicklung von Medikamenten gegen Demenz bzw. Morbus Alzheimer.

Es ist wichtig zu wissen, wie der derzeitige Stand der Entwicklung von neuen Medikamenten ist. In den letzten 15 Jahren gab es keine Neuentwicklung mehr. Es liegt deshalb nahe, über die Publikationen und Vorträge von bekannten Medizinern informiert zu sein.

Hans Förstl, Universitätsprofessor, Psychiater und Neurologe, Direktor der Klinik für Psychiatrie und Psychotherapie am Klinikum rechts der Isar in München, sagte kürzlich, dass er in den nächsten Jahren kein neues Medikament erwarte.

Am Rande des Weltwirtschaftsgipfels (2011) in Davos sprach der Leiter des Humangenomprojektes Francis C. Collins über die atemberaubenden Fortschritte in der Technik und über Rückschläge in der Alzheimer-Forschung. Wichtig ist dabei, was ein führender Wissenschaftler zum Stand der Alzheimertherapie aussagt.

Francis Collins, Direktor des National Institute of Health (siehe Foto), äußerte sich ähnlich zu der gestellten Frage:

„Wie ist es möglich, dass wir längst zum Mond fliegen können, aber trotz erheblichen Aufwands auch nach Jahrzehnten noch weit davon entfernt sind, so häufige Krankheiten wie Diabetes, Alzheimer und Herzinfarkt zu bezwingen?"

„Unter anderem, weil diese Krankheiten auf äußerst komplexen Ursachen beruhen und zudem über viele Jahre hinweg entstehen. Dennoch: Der medizinisch-wissenschaftliche Fortschritt schreitet heute sehr viel schneller voran als zu irgendeinem anderen Zeitpunkt in der Geschichte. Wir können inzwischen nachvollziehen, welche Mutationen zum unkontrollierten Wachstum einer Zelle führen können. Freilich, dieses Wissen hat erst in wenigen Fällen zur Entwicklung von zielgenauen Krebstherapien geführt."

Bei der Alzheimer'schen Demenz stehen wir sogar noch ganz am Anfang, oder?
„Angesichts der wachsenden Zahl alter Menschen in den entwickelten Ländern bereitet uns die Alzheimer'sche Krankheit große Sorgen. Denn abgesehen von dem großen persönlichen Leid stellt sie – auf Grund der hohen Pflegekosten – eine enorme wirtschaftliche Belastung dar. Und therapeutische Durchbrüche sind in naher Zukunft nicht zu erwarten."

Wir wissen ja noch nicht einmal, wie diese Demenz genau entsteht.

„Das stimmt. Ein therapeutisches Ziel lässt sich aber nur bestimmen, wenn man die Krankheitsursachen kennt. Wahrscheinlich sind unsere bisherigen Hypothesen falsch. Zudem sind wir darum bemüht, innovative Denkweisen zu unterstützen. Gerade kürzlich hat ein Wissenschaftler mit einem ungewöhnlichen Ansatz die bisherigen Vorstellungen, was die Entstehung der Alzheimer'schen Demenz angeht, in Frage gestellt. Demnach gibt es möglicherweise kleine Moleküle, die vor Morbus Alzheimer schützen. Ich bin gespannt, ob sich diese bei Mäusen gewonnenen Erkenntnisse übertragen lassen."

Die Alzheimer'sche Demenz und viele andere Krankheiten lassen sich mit solchen Maßnahmen aber kaum beeinflussen.

„Einige Hinweise sprechen dafür, dass Omega-3-Fettsäuren, Bewegung und möglicherweise Hirntraining – etwa Sudoku – den Ausbruch von Morbus Alzheimer hinauszögern können. Mit einem neuen, bildgebenden Verfahren lassen sich die für Morbus Alzheimer typischen Proteinablagerungen im Gehirn zudem mitunter schon Jahre vor Ausbruch der Krankheit nachweisen. Solche Tests sind für die Entwicklung von vorbeugenden Therapien sehr wichtig." (Zit. nach Lunetti in FAZ)

Die Ansicht von F. Collins macht deutlich, dass die Genetik allein nicht das Problem dieser und auch weiterer Krankheiten lösen kann. Es ist also Vorsicht geboten, wenn durch den Eingriff in die Erbanlagen Krankheiten sofort lösbar wären. Besonders dann, wenn der führende Mann auf dem Gebiet der Genetik dies u.a. deutlich bei der chronischen Erkrankung M. Alzheimer ausdrückt. Vielleicht wäre es sinnvoller darüber nachzudenken, dass die komplexen Strukturen der Körper- bzw. der Gehirnzellen in sich logische Schöpfungsprodukte sind und man deshalb andere Strukturen angreifen sollte, um einen Therapieerfolg zu erzielen. Deshalb lag es nahe, den Stoffwechsel dieser Erkrankung zu untersuchen. Dabei fand ich das A-Toxin. Wir können es auch als Alzion bezeichnen, welches zu einer Zellschädigung führt. Wird dieses A-Toxin reduziert, so bessert sich auch der klinische Zustand des Patienten. Nahezu 60 % unserer Patienten wurde zumindest eines der Alzheimer-Medikamente bereits erfolglos verabreicht. Nur unter Denkovital® kam es zu einer klinischen Besserung. Deshalb muss, um diese Untersuchungen nachvollziehen zu können, auf der zellulären Ebene (nicht im Zellkern) nach der Lösung des Problems gesucht werden.

Die Betrachtung der Gehirnzellen macht auch hier deutlich, dass nicht eine chaotische, zufällige zehntausendfache Verknüpfung jeder einzelnen Gehirnzelle stattfindet, sondern nur eine geplante Vernetzung lebensnotwendig sein muss.

100 Milliarden Gehirnzellen sind untereinander vernetzt.

100 Milliarden Gehirnzellen, die alle die gleiche DNA besitzen, müssen zusammenarbeiten. Jede einzelne Nervenzelle ist durch zehntausend Verknüpfungen (Synapsen) mit anderen Nervenzellen vernetzt. Ein Verlust dieser Synapsen - wie es bei Morbus Alzheimer der Fall ist - führt zu deutlichen Einbußen. Die wissenschaftliche Literatur (s.u.) weist darauf hin, dass sich in einem einzigen Kubik-Millimeter Zellmaterial 10 Milliarden lebende Steuerungssysteme befinden.

Synapsen dienen der Informationsübertragung

Damit die Nervenzelle ihre Informationen an andere Nervenzellen weitergeben kann, benötigt sie *„Kontaktstellen" (Synapsen)*. *Stevens* bewies, dass sich 1.000.000.000 Synapsen mit genau definierter Form und Funktion in 1 mm^3 Zellmasse befinden.

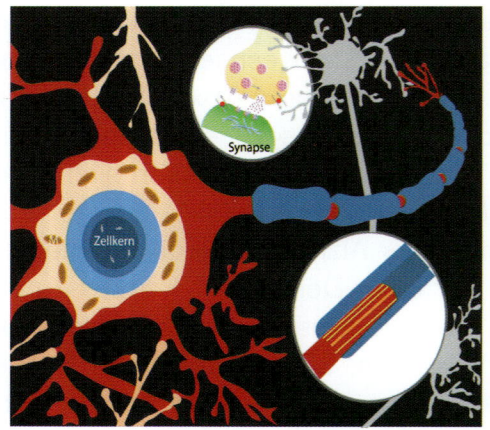

Abb. 12: Nervenzelle mit Zellkern, Synapse und Mitochondrion (M). *Allein im Frontalhirn befinden sich ca. 10 Milliarden Gehirnzellen. Jede Zelle enthält etwa 10.000 ovale Mitochondrien und Synapsen, die die Verknüpfung zu ungefähr 1.000 an deren Zellen ermöglichen.*

Dr. Dr. G. Weth

(„… A cubic Millimeter of cortex contains about a billion [10^9] synapses, so if each synapse could be either strong or weak, then that volume of cortex could store something like 100 megabytes of information. (Charles F. Stevens 1996, in a news and views commentary on „Strengths and weaknesses in memory". Nature 381, 471)

Bei Morbus Alzheimer führt der Untergang der „Vernetzungen" der Zellen untereinander zu einem Mangel an Informationsübertragung. Die Folge sind Gedächtnisstörungen und Hirnleistungsschwäche. Dies gilt besonders dann, wenn ein großer Teil der Gehirnzellen bereits schon untergegangen sind. In der Abb. 5 werden an dem NMR-Bild des Schädels eines Patienten die Substanzdefekte nachweisbar, aber es scheint so, dass die Plastizität des Gehirns in der Lage ist, auch Defekte zu kompensieren.

Die Synapse als Informationsüberträger

Jede Gehirnzelle reagiert in einer bestimmten Situation exakt auf die „Steuerung". Somit kann jede Information einer Nervenzelle genau dosiert und somit gesteuert werden.

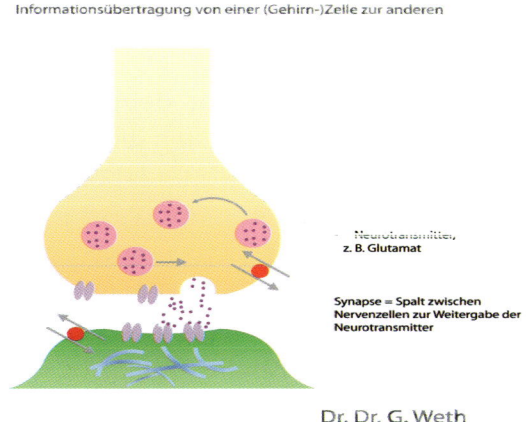

Abb.13: Synapsen: Die Informationsübertragung erfolgt durch eine genau bestimmte Anzahl von Neurotransmittern. So entsteht eine fein abgestufte Regulation. Dabei darf der Synapsen-Spalt nur eine Größe von max. 1/1.000.000 Millimeter haben, da sonst zu viel Energie verloren geht und das zu zerebralen Funktionsstörungen führen würde. Jede Zelle ist mit Zehntausend gleichartigen Informationsträgern (Synapsen) verknüpft. Wer das für Zufall hält, der hat dies nicht verstanden.

Jede Gehirnzelle (Organelle) hat über 10.000 **Mitochondrien** (Energiefabriken). Keine dieser Zellorganellen darf aus der Reihe tanzen, sonst entstehen Energie-Probleme: das Gehirn wird krank und Zellen sterben ab.

Wir wissen heute, dass aus den über 3 Milliarden Basen**paaren** unsere *genetische Information* (DNA) besteht. Diese Basen**paare** geben den Befehl über mehrere Zwischenschritte (z.B. Polymerasen) zur Bildung von Aminosäuren, die gezielt hergestellt und verknüpft werden. Beim **erblichen Morbus Alzheimer** sitzt nur eine einzige (!) Aminosäure an der falschen Stelle. **Eine (!) von den Milliarden Aminosäuren an der falschen Stelle in unserem Körper ruft diese Störung hervor!**

Die erbliche Alzheimer-Krankheit ist nur bei 20 Familien bekannt.

Diese Form der Erbkrankheit tritt oft schon **vor** dem 50. Lebensjahr ein und verläuft rapide. (In wenigen Fällen ist die **erbliche** Form der Alzheimer-Krankheit bereits mit 30 Jahren aufgetreten). Ich kenne einen Nachkommen aus der ältesten (in der Literatur bekannten) Familie, in der die Alzheimer-Demenz seit Generationen auftritt. Als ich diesen Patienten über ein Jahr betreute, wurde mir klar, dass das Problem seiner Demenz angegangen werden musste. Eine einfache Kopfrechnung (2 + 1) konnte der Prof. für Mathematik nicht mehr ausführen. Seine totale Hilflosigkeit und Pflegebedürftigkeit kam noch hinzu. Mit 50 Jahren war auch sein Vorfahre nicht mehr in der Lage als Organist die Orgel zu spielen.

Obwohl wir die **erbliche** Form des Morbus Alzheimer noch nicht erfolgreich therapieren können, sind wir doch in der Lage, die Zusammenhänge besser zu verstehen, die nach meiner Ansicht auf eine *gestörte Enzymreaktion* zurückzuführen sind.

Da sich der gesundheitliche Zustand von Alzheimer-Patienten permanent verschlechtert, können die Angehörigen deren Pflege oft nicht bewältigen. In kaum einem Fall ist es Lieblosigkeit von Angehörigen, wenn sie den zu pflegenden Verwandten in ein Heim abgeben, der in Pflegestufe II bzw. III *rund um die Uhr* versorgt werden muss. Leider gibt es heute kaum noch Großfamilien, um einen Alzheimer-Patienten Tag und Nacht durch mehrere Angehörige betreuen zu lassen, da sich die Arbeitszeitmodelle der Angehörigen geändert haben.

Pflegende Familienmitglieder haben ein höheres Risiko an Alzheimer zu erkranken als die Normalbevölkerung. Dies ist nicht auf Ansteckung zurückzuführen, sondern die Überbelastung durch Stress führt zur Erschöpfung der Betroffenen, weil ihr Immunsystem überfordert wird. Nicht selten erleidet die pflegende Person einen Herzinfarkt oder einen Schlaganfall, während der Alzheimer-Patient die Belastung des pflegenden Angehörigen gar nicht bemerkt.

Der *Spättyp Morbus Alzheimer* ist eine Stoffwechselerkrankung

Für den **Spättyp der Alzheimer-Erkrankung,** mit dem wir es in der Regel zu tun haben, konnte bisher kein einziger sicherer genetischer Beweis geliefert werden. Morbus Alzheimer ist eine Stoffwechselerkrankung, in der durch das A-Toxin eine Schädigung der Zellen stattfindet. Dies führt zu einer **Beeinträchtigung des Immunsystems und hat nichts mit Vererbung - durch eine Genvariante der DNA, wie beim erblichen Morbus Alzheimer - zu tun.**

Wer anerkennt, dass der Mensch einen freien Willen hat, der weiß, was die Alzheimer-Krankheit für einen Menschen bedeutet. Die Angst, dass man über sein Leben nicht selbst bestimmen kann, ist zutiefst beunruhigend.

<u>Am Ende unseres Lebens sollten die eigene Entmündigung und Fremdbestimmung vermieden werden.</u>

Alle unsere Patienten, die Spätsymptome von M. Alzheimer aufwiesen, zeigten einen pathologischen (auf eine Krankheit hinweisenden) Laborwert. Auch Patienten, die darüber klagten, dass sie deutliche Leistungsdefizite bei sich feststellten, waren fast immer von einem erhöhten Alzheimer-Toxinwert betroffen.

Auch Patienten, die noch keine Defizite haben, können betroffen sein. Diese Personen sollten ebenfalls eine rechtzeitige Vorsorge mit Denkovital® anstreben, denn eine rechtzeitige Minimierung des A-Toxins, lässt die Gehirnzellen ungestörter arbeiten. Erst durch länger anhaltendes, erhöhtes A-Toxin werden Schädigungen in den Gehirnzellen unvermeidbar.

Durch ein CT oder MRT (Kernspin) werden morphologische Veränderungen erst dann sichtbar, wenn schon erhebliche Schädigungen (s. *Abb. 2*) vorliegen. Eine Vorsorge ermöglicht die frühzeitige Entsorgung von giftigen Abbauprodukten (u.a. auch Plaques). Dadurch funktionieren die Gehirnzellen wieder besser, und der Patient fühlt sich geistig wohler und bewältigt den Alltag leichter. Dieses Geschehen wird von allen Patienten berichtet, die noch keine Veränderungen im Schädel-CT oder Kernspin erkennen ließen.

Wir haben nicht nur ein *diagnostisches Verfahren* entwickelt, das uns rechtzeitig auf den Morbus Alzheimer hinweist, sondern auch eine entsprechende Therapie entwickelt, die **kausal** eingreift und das A-Toxin so weit reduziert, dass es keinen Schaden mehr anrichtet.

Um dieses Geschehen verständlich zu machen, führe ich ein einfaches Beispiel an: Jedes Auto benötigt Treibstoff (für den menschlichen Körper ist die Nahrung der Treibstoff). Um das Auto fahren zu können, wird der Treibstoff durch die Verbrennung im Motor in Energie umgewandelt. Dabei entstehen gasförmige Abfallprodukte. Diese Abgase sind hauptsächlich verbrannte Kohlenstoffe, die als Kohlendioxid ausgeschieden werden. Es entstehen jedoch noch andere Abfallprodukte, die schädlich sind und sich zum Teil im Motor oder im Auspuff ablagern. Diese Abfallprodukte können mit Hilfe von Additiven (Zusätze im Treibstoff), eines Katalysators oder durch eine Nachverbrennung entsorgt werden.

Der Treibstoff der menschlichen Nahrung besteht aus Kohlenhydraten, Fetten und Eiweißen. Im Körper wird der Kohlenstoff, der in allen Nahrungsmitteln vorhanden ist, zu Kohlendioxid verbrannt (wir sprechen von Oxidation = Reaktion mit Sauerstoff) und dafür wird Energie als ATP (Adenosintriphosphat) frei.

Diese Energieproduktion mit Sauerstoff zu ATP findet in den Mitochondrien (Energiefabriken, Kraftwerke, Motoren der Zellen) **statt.**

Mitochondrien sind die Kraftwerke der Gehirn-Zellen

In der Biochemie habe ich das Molekulargewicht der Mitochondrien von Eukaryonten zu ersten Male bestimmt. Es betrug - wie in der Publikation von Weth und Michaelis dargelegt - 56 Millionen. Dabei ist nochmals festzuhalten, dass die mitochondriale DNA (mt-DNA) in keiner Weise mit der Kern-DNA verwandt ist.

Wie eine derart komplexe DNA-Struktur neben der Kern-DNA existieren kann, ist nicht erklärbar. In meiner Diplomarbeit habe ich das Molekulargewicht der Mitochondrien-DNA bei Eukaryonton (höhere Lebensformen, z.B. Hefe) nachgewiesen. Damals konnte man sehen, dass bei genetischen Varianten (Petit-Formen) kausale Bausteine dieser DNA fundamental für das Überleben sind. So konnte damals zum ersten Male gezeigt werden, dass die mt-DNA ein Molekulargewicht von 56 Millionen betrug.

In der folgenden **Abb. 14** wird die Darstellung der Molekularstruktur (Ringe) der Mitochondrien-DNA, wie auch in der Diplomarbeit gezeigt, dargestellt. Hier wird deutlich, dass eine derartige komplexe Molekularstruktur, die sich von der Zellkern-DNA unterscheidet nicht durch einfaches Zusammenwürfeln von Nukleotiden, insbesondere in Gegenwart von einer fremden DNA, möglich ist. Auch hier zeigt sich, dass eine Planung notwendig ist. Eine derartige komplizierte genetische Information z.B. für Herstellung von ATP, den energiereichen Phosphaten, konnte nur durch eine geniale Schöpfung geschaffen werden.

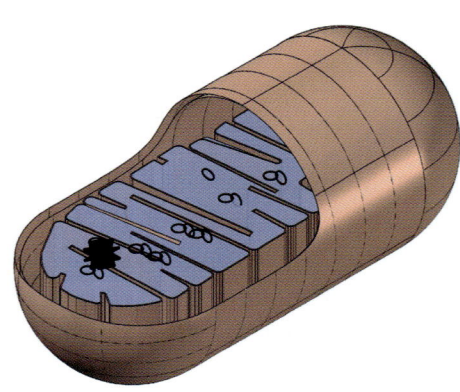

Abb. 14: Schematische Darstellung des Mitochondriums. Das giftige Abbauprodukt (als schwarzer Fleck dargestellt), das wir als A-Toxin bezeichnen, stört die ATP- Bildung. Die runden Kreise stellen die Erbanlage, die mt-DNA, dar. An den Christae (Einfurchungen) findet die Bildung von ATP statt.

Die mt-DNA (Ringe) unterscheidet sich immer von der Kern-DNA und ist nicht mit ihr verwandt. Das Mitochondrium zeigt Funktionseinschränkungen, die für den Mangel an ATP-Bildung (= Energiemangel) verantwortlich sind.

Beim Gesunden läuft die Entgiftung (vom A-Toxin) ohne Störungen ab, so dass über Jahrzehnte hinweg bei der Entsorgung der „Abfallprodukte" keinerlei Probleme entstehen. Leber, Nieren, Lunge und Darm arbeiten als Ausscheidungsorgane so gut zusammen, dass wir uns über dieses funktionelle Geschehen keine Gedanken machen müssen.

Sind die Körperzellen jedoch erschöpft, und die Funktion ihrer Mitochondrien besonders durch das A-Toxin geschädigt, so wird der Zellstoffwechsel eingeschränkt. Die Mitochondrien liefern nicht mehr ausreichend Energie, um alle Abbauprodukte zu entsorgen. Man spricht auch vom Zirkulus-Vitiosus. Die dadurch in den Gehirnzellen anfallenden Abfallprodukte sind „Fremdkörper", die Entzündungsreaktionen auslösen. Durch „permanenten Reiz" halten sie die Entzündung aufrecht. Die chronisch entzündete Zelle bildet daraufhin immunologische Produkte, um die Entzündung einzudämmen. Andere Abfallprodukte sind als

„Plaques" bekannt, sie haben aber nichts mit dem Alzheimer-Toxin zu tun.

Auch ein Motor kann, wenn er voller Rußpartikel ist, nicht optimal arbeiten. Dies gilt genauso für das giftige A-Toxin in der Gehirnzelle und in den Mitochondrien. Da die Gehirnzellen länger leben und rund um die Uhr (auch im Schlaf) arbeiten müssen als ein Motor, ist eine Beseitigung des A-Toxins in den Gehirnzellen lebensnotwendig.

Das klinische Bild des Morbus Alzheimer:

Die Alzheimer Krankheit ist mit über 60 % die häufigste Form einer Demenzerkrankung. Es ist davon auszugehen, dass bei Achtzigjährigen über 30 % an Demenz leiden. Die Medizin ist gefordert, eine Lösung dieses Problems zu finden.

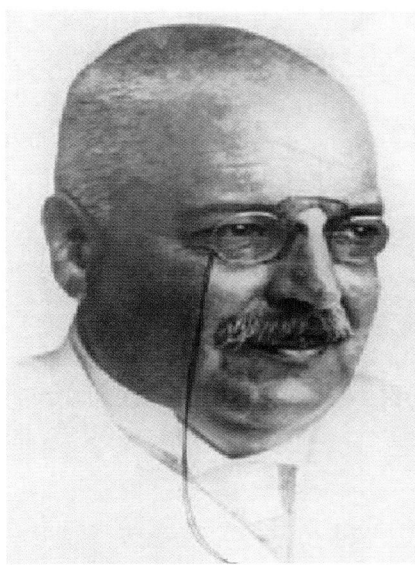

Abb.15: Dr. Alois Alzheimer

Der Psychiater Dr. *Alois Alzheimer (Abb.15)*, 1864 in Marktbreit in Unterfranken (Bayern) geboren, hat zum ersten Mal eine Erkrankung des Gehirns im höheren Lebensalter beschrieben, die bei seiner Patientin - Frau D. - durch fortschreitenden Verlust der mentalen Fähigkeiten gekennzeichnet war.

Da Frau D. bereits zu Lebzeiten deutliche Gedächtnisstörungen hatte, untersuchte der Pathologe Alzheimer das Gehirn der Patientin nach deren Tod (post mortem). Er stellte, neben dem Verlust vieler Nervenzellen, die Bildung von Plaques und Neurofibrillen fest.

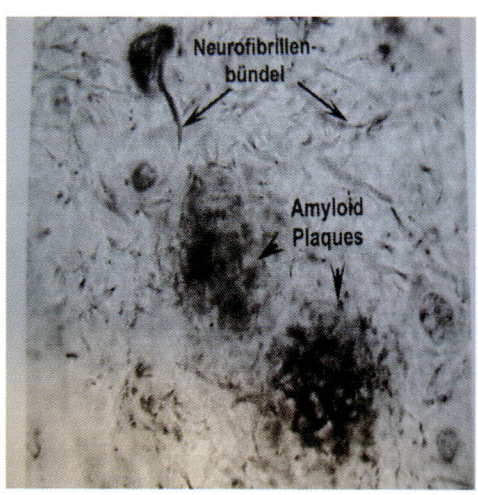

Abb. 16: Die Ablagerungen von Neurofibrillen und Plaques

Die Originalaufnahme der von Alois Alzheimer beschriebenen Veränderungen, die Neurofibrillenbündel und die Amyloid-Plaques (Pfeilspitzen) in einem präparierten Gehirnschnitt (Archiv für Neuro-Pathologie, München).

Auf einer Fachtagung in Tübingen wies Alzheimer am 3. November 1906, auf das Krankheitsbild als eigenständige Krankheit hin. Leider blieben Diskussions-Meldungen der verblüfften Teilnehmer aus.

Das Krankheitsbild wurde 1910 von dem Psychiater *Kraepelin* als *Morbus Alzheimer* bezeichnet.

Die Alzheimer-Erkrankung ist, nach Herz-Kreislauf-Erkrankungen, Krebs und Schlaganfällen, die vierthäufigste Todesursache. Weltweit leiden über 35 Millionen Patienten an Morbus Alzheimer. Allein in Deutschland leben über 1,2 Millionen Demenzkranke. Davon sind nahezu eine Million an Alzheimer erkrankt.

Sollte ein therapeutischer Durchbruch nicht bald möglich sein, so rechnet man bis zum Jahre 2030 weltweit mit über 60 Millionen Alzheimer Patienten (Fillia et al.).

Lit.: Alzheimer, A.: Über eine eigenartige Erkrankung der Hirnrinde. Vortrag in der Versammlung Südwestdeutscher Irrenärzte in Tübingen am 3. November 1906.

Referiert als Eigenbericht: Allgemeine Zeitschrift für Psychiatrie und psychisch-gerichtliche Medizin, 64. Bd. (1907), S. 146-148.

Als Erstbeschreibung der Alzheimer'schen Erkrankung auf zwei Druckseiten. Eine Diskussion kam nach dem Vortrag am 3. November 1906 nicht auf. Allgemeine Zeitschrift für Psychiatrie und psychisch-gerichtliche Medizin, 64. Bd. (1907), S. 147–148.

Literatur, Zitate und Publikationen werden oft im Anhang aufgeführt. Da es um die Erstbeschreibung einer neuen Therapie der Alzheimer-Krankheit geht, wird hier eine Ausnahme gemacht.

- Homepage des Bundesministerium für Gesundheit
- Georg Stertz: *Alzheimer, Alois.* In: *Neue Deutsche Biographie* (NDB). Band 1, Duncker & Humblot, Berlin 1953, S. 236.
- Konrad und Ulrike Maurer: *Alzheimer - Das Leben eines Arztes und die Karriere einer Krankheit*; Piper Verlag, München 1998
- Anne Eckert: *Alois Alzheimer und die Alzheimer Krankheit.* Pharmazie in unserer Zeit, 31(4), S. 356 - 360 (2002), ISSN 0048-3664
- Michael Jürgs: *Alzheimer*. List. 1999. ISBN 3-612-65110-2 gebunden.
- Wikipedia unter den Stichpunkten
- Sowie medizinische Lehrbücher über Neurologie und Psychiatrie.
- über Alois Alzheimer unter *Deutsche Alzheimergesellschaft im Internet*

Das Krankheitsbild

Die Alzheimer-Erkrankung ist durch einen schleichenden Verlust der Hirnleistungen gekennzeichnet, der am Beginn langsam fortschreitet. Der Patient - wie später in einigen Krankheitsfällen beschrieben - zieht sich deshalb aus dem Alltag zurück und wird, wie die Angehörigen sagen, *immer weniger motivierbar.*

Dieses veränderte Sozialverhalten ist zuerst biochemisch und später hormonell nachweisbar. Durch einen Bluttest ist es viele Jahre im Voraus möglich herauszufinden, ob das A-Toxin bereits in einer höheren Konzentration vorhanden ist.

Das Krankheitsbild kann mit Lernschwäche und Kopfschmerzen beginnen. Es äußert sich vor allem durch eine deutlich gestörte Merkfähigkeit. Zunächst ist das Kurzzeitgedächtnis betroffen: Telefonische Nachrichten werden nicht weitergeleitet. Man kann sich an kurz vorher getätigte Handlungen nicht mehr erinnern. Auch die örtliche Orientierung kann betroffen sein. Erst später kommt eine Störung des Langzeitgedächtnisses hinzu.

Weitere Symptome sind: Wortfindungsstörungen (Sprache), Problemlösungs-, Rechen- und Abstraktionsstörungen (Kognition), sowie eine Beeinträchtigung der räumlichen Orientierung und aggressives, unbekanntes Verhalten. In späteren Kapiteln werden diese Symptome besprochen.

Der Verlauf des Krankheitsbildes schreitet unter der Therapie mit den derzeit vorhandenen Medikamenten unaufhaltsam voran. Die Sprache verarmt, die Patienten umschreiben einen Gegenstand, den sie nicht mehr benennen können und zeigen stereotypes Verhalten. Belastend für die Angehörigen sind die Stimmungsschwankungen, die sich von einer Minute auf die andere ergeben können. Es ist sinnvoll, den Patienten abzulenken, falls er ein aggressives Verhalten zeigt. Diskussionen sind mit Alzheimer-Patienten sinnlos, da sie immer glauben, im Recht zu sein.

Man muss Abwehrmechanismen erlernen, um sich als betreuender Angehöriger oder als pflegende Person nicht selbst aufzureiben.

Auch Angstzustände und Depressionen kommen bei den Patienten häufig hinzu. Dies können auch Erstsymptome sein. Die

Krankheit zieht sich sehr lange hin, so dass die Pflegebedürftigkeit mehr als ein Jahrzehnt beanspruchen kann.

Es handelt sich oft um Selbstschutz, wenn Patienten in professionelle Pflegeeinrichtungen untergebracht werden, weil Angehörige die Pflege nicht mehr zu leisten im Stande sind. Im Laufe der Zeit wird die Last immer größer, so dass der Pflegende selbst am Rande der Erschöpfung steht und erkrankt: Herzinfarkte finden nicht selten statt.

Biochemie des Morbus Alzheimer

Alle Stoffwechselvorgänge, d.h. alle Informationsübertragungen von einer Nervenzelle zur anderen, werden durch Neurotransmitter (Gehirnhormone) gesteuert. Die Übertragung findet an der Synapse statt, ein Spalt, der eine Nervenzelle von der anderen trennt. Deshalb wurden diese Zusammenhänge auch so ausführlich angeführt, da ohne klare Darstellung auch die Funktion der Informationsübertragung nicht nachvollziehbar ist.

Die kleinen, roten Punkte (Abb. 13, 19) sind die Neurotransmitter. Sie gewährleisten die Informations-Übertragung von einer Zelle zur anderen. Der wichtigste dieser Neurotransmitter ist das Glutamat. Er ist für Lernvorgänge sehr wichtig. Findet sich jedoch ein zu großes Angebot von Glutamat, so kommt es zu einer übersteigerten Aktivierung der Gehirnzelle.

Bei einer Überstimulation kommt es dann zu einem erhöhten Kalzium-Einstrom in die Zelle und zu einer Stressreaktion. Dauerstress einer Gehirnzelle, vergleichbar einem ständig durchgedrückten Gaspedal eines Autos, führt unweigerlich zu einer Schädigung der Gehirnzelle.

Der Neurotransmitter Glutamat spielt bei der Entwicklung einer Demenz eine wichtige Rolle. Diese stimulierende Aminosäure ist überall vorhanden und steuert 70 Prozent der Nervenzellen.

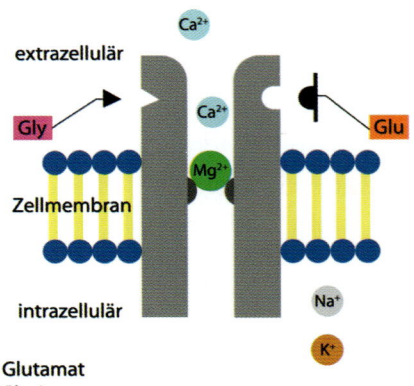

Abb. 17a: NMDA-Rezeptor im Ruhezustand.

Der in der Zellmembran vorhandene NMDA-Rezeptor (N-Methyl-D-Aspartat- Rezeptor) *steuert durch* **Glutamat** *den Kalzium-Einstrom in die Gehirnzelle.* Im Ruhezustand ist er durch Magnesium-Ion blockiert. So kann es nicht durch eine Überstimulation (Stress-Reaktion) - zur Schädigung der Gehirnzelle kommen.

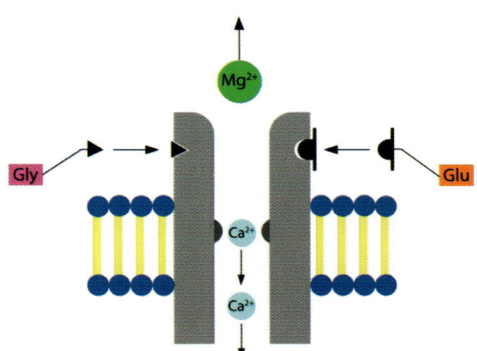

Abb.17b: NMDA-Rezeptor nach Stimulation

In der **Abb. 17b** *löst zu viel Glutamat (Glu) und Glycin (Gly) den „Magnesium- Block" und Kalzium kann in die Zelle einströmen.* Beim gesunden Menschen sorgt Glutamat dafür, dass Lern- und Gedächtnisvorgänge stattfinden. Bei Patienten mit Demenz ist die Glutamat-Konzentration an den Nervenzellen erhöht; die Nervenzellen werden dauererregt. Grund dafür ist der erhöhte Einstrom von Kalzium (siehe Graphik) - und die damit verbundene Kalzium-Überladung der Nervenzellen.

Durch die übersteigerte Kalzium-Freisetzung, - auf Grund des erhöhten Glutamats -, kommt es zu einer Schädigung der

Neuronen, d.h. zu einer Dauer-Stress-Reaktion der Nervenzelle.

Abb. 18: *A-Toxin schädigt den NMDA-Rezeptor. Dadurch kommt es zu einer Schädigung durch zu hohen Kalzium-Einstrom. Dieser erhöhter Kalzium-Einstrom ist verantwortlich für den Dauerstress der Gehirnzelle. Somit wird erklärbar, dass*

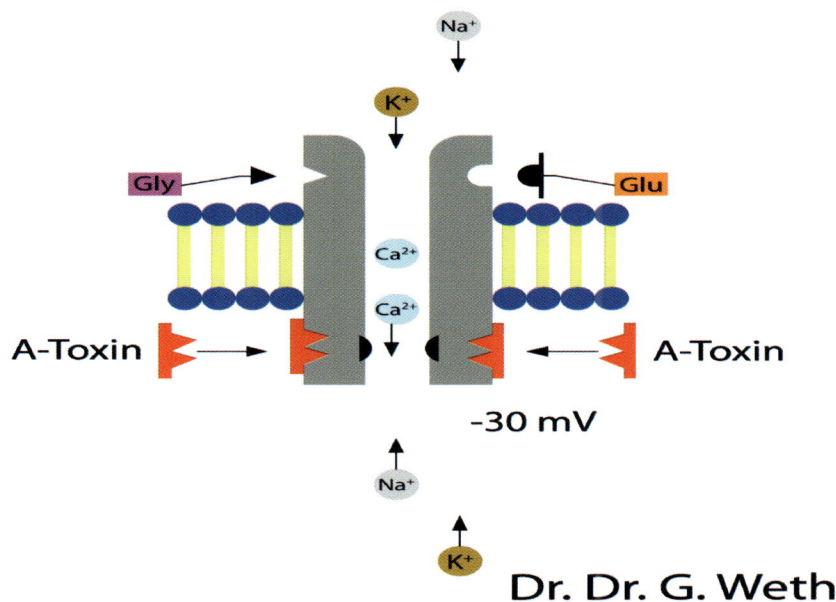

das A-Toxin nicht nur die Kraftwerke der Zellen, sondern auch die der Rezeptoren schädigt.

Die Schädigung der Mitochondrien und die Schädigung der Rezeptoren führen zu dem Energiedefizit und zur Leistungsminderung und später zum Zelluntergang der Gehirnzelle.

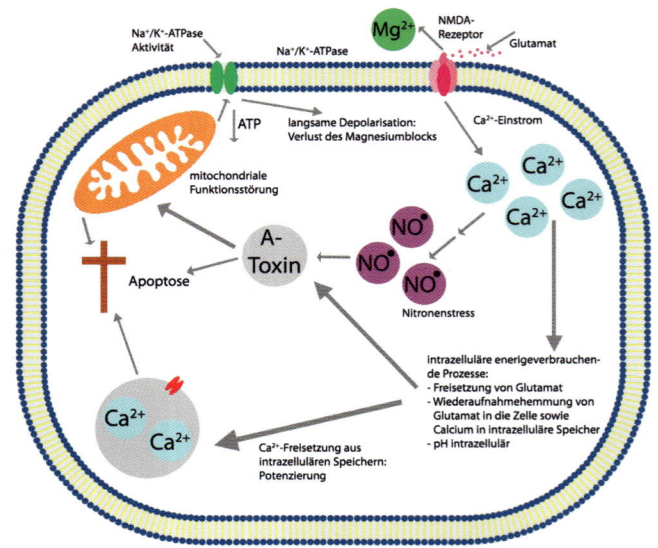

Abb. 19: Untergang der Gehirnzelle durch A-Toxin. Unsere Untersuchungen belegen, dass das A-Toxin durch Stressoren (zu viel Kalzium-Einstrom in die Zelle und zu viele Radikale-Bildung) eine Schädigung der Zelle auslöst. Der folgende Energiemangel der Zelle führt zur Einschränkung der Zell-Funktion bis zum Untergang (=Apoptose). Sauerstoffradikale spielen neben Kalzium und A-Toxin eine wichtige Rolle. Sauerstoffradikale und NO (Stickoxid)-Radikale sind Moleküle, die im Stoffwechsel notwendig sind, aber bei zu hoher Konzentration in den Gehirnzellen zu einer Schädigung des Zellstoffwechsels und besonders der Mitochondrien führen. Der Grund ist das freie Elektron, welches begierig ist sich mit einem anderen Elektronenpaar zu paaren. Man spricht in diesem Fall zu verbinden. Durch diesen Mechanismus ist überhaupt erst jede Form von Verbindung zwischen den Atomen und Molekülen möglich und somit auch für den Aufbau unserer sichtbaren Welt die Voraussetzung. Diese Radikalen greifen so fundamental in den Stoffwechsel ein, dass sie den ganzen Zellstoffwechsel und die Energieherstellung (z.B. ATP) so stören, dass die Körperzelle, aber insbesondere die Gehirnzelle an einem Energiedefizit leidet und somit abstirbt, d.h. in die Apoptose (Untergang) geht. Im wahrsten Sinne stirbt die Körperzelle an Energiemangel, da sie die Toxine auch nicht mehr entgiften kann, die wiederum den Prozess der Radikalen

steigern. Denkt jemand, dass ein derart komplexes System durch Zufall entstanden sein sollte, der sollte sich nie mit dem Leben beschäftigen, da er die komplexen und faszinierenden multiplen Formen der Leben-Entstehung nie erfassen wird. Alles ist durch eine hohe Ordnung strukturiert und kann nicht aus einem zufälligen Chaosprodukt entstanden sein. Würden wir das erkennen, wäre die Welt und insbesondere Teile der Medizin anders gestaltet.

Die Radikale führen in Folge zu Energiemangel, dadurch können Lern-Signale nicht mehr richtig erkannt und weitergeleitet werden. Ebenso kann die Nervenzelle der ständigen Überreizung nicht mehr standhalten, sie verliert ihre Funktionsfähigkeit und stirbt ab. Je mehr Nervenzellen und Verknüpfungspunkte (Synapsen) zugrunde gehen, desto ausgeprägter werden die wahrnehmbaren geistigen Defizite. Die körperliche Leistungsfähigkeit schwindet ebenfalls. Dies zeigt sich besonders zu Beginn der Erkrankung durch Störung des Kurzzeitgedächtnisses. Später wird auch das Langzeitgedächtnis betroffen.

Wir haben noch weitere Stressoren gefunden, die dafür verantwortlich sind. Sie wirken auf die Enzyme (vergleichbar mit Katalysatoren). Sie darzustellen ist in diesem Rahmen zu komplex. Diese genialen Stoffwechselvorgänge würden erneut nur belegen, dass dies nicht durch Zufall möglich wäre.

Pathologie der Alzheimer-Erkrankung

Sie beruht auf der Degeneration von Nervenzellen und Synapsen. Neben dem Untergang der Nervenzellen kommt es zur extrazellulären Bildung von Amyloid-Plaques. Diese Veränderungen sind, wie bereits *Alois Alzheimer* beschrieben hat, krankheitstypisch, aber nicht ausschließlich für Morbus Alzheimer (siehe Nonnenstudie) spezifisch.

Auch bei gesunden Personen können Plaques-Ablagerungen im hohen Alter auftreten, ohne dass dabei eine zerebrale Leistungsminderung eintritt. Untersuchungen in den USA an hochbetagten Nonnen, die bereit waren, nach ihrem Tod ihre Gehirne für die Wissenschaft untersuchen zu lassen, ergaben, dass die älteste Nonne, mit weit über 90 Jahren, die meisten Plaques hatte. Sie war trotz des Befundes geistig völlig rege, lernte noch Sprachen und war bis zu ihrem Tode vital (aus „Die Nonnenstudie", Snowdon et. al.).

Bei Krankheiten wird nur selten auf den Energiestoffwechsel der Zelle hingewiesen. Ob im Alltag, im Arbeitsprozess oder zu Hause, nichts funktioniert im Körper und in den Gehirnzellen ohne bereitgestellte Energie. Deshalb ist der wichtigste Punkt der Therapie, die Bereitstellung der Energie für die Arbeitsprozesse des Gehirns, das einen fünffach höheren Bedarf an Energie benötigt als andere Organe.

Die Energiezufuhr für Gehirnzellen kann nur durch einen aeroben Stoffwechsel (d.h. ein Stoffwechsel mit Sauerstoff) aufrecht erhalten werden. <u>Deshalb kommt es, bei fehlender Sauerstoffzufuhr, bereits nach 4 bis 5 Minuten zu einem irreparablen Schaden der Gehirnzellen</u>. Andere Zellsysteme, die keinen Sauerstoff benötigen, können länger überleben als Hirnzellen.

Die Gehirnzellen bekommen ihre Energie aus der Verbrennung des Zuckers (Glucose) in den Mitochondrien. Dieser Zusammenhang wird im Kapitel Mitochondrien erklärt.

Beta-Amyloid ist ein Eiweißbauteil aus 40 bzw. 42 Aminosäuren

Meine sehr verehrten Leserinnen und Leser, man kann natürlich, wie ich schon versucht habe, den Vorgang über die fehlerhafte Spaltung eines Eiweißbestandteils (Amyloid-Precursor-Protein, kurz APP genannt, aus 679 Aminosäuren bestehend) genau definiert darzustellen. Durch die fehlerhafte Spaltung dieses großen Eiweißmoleküls entstehen kleinere Eiweißmoleküle aus nur 40 bzw. 42 Aminosäuren, die sich aneinanderheften und so verklebte Eiweißknäuel (siehe oben) bilden, die sogenannten Plaques.

Die verständliche Sprache soll hier verbinden und dass dies möglich ist, wird in diesem Buch durch Wort, Graphik und Bilder gezeigt. Wie man dies in wissenschaftlicher Sprache ausdrückt, kann Ihnen natürlich auch in den folgenden Sätzen gezeigt werden, aber der Informationseffekt ist durch die vereinfachte Darstellung mit Sicherheit informativer, weil er verständlicher ist.

Die Spaltung des APP kann durch α-, β- und γ-Sekretase(n) erfolgen. Aber nur durch die Spaltung der β- und γ-Sekretasen kommt es zur Bildung des β-Amyloid (genauer: Amyloid-Beta 40 (Aβ 40) und Amyloid-Beta 42 (Aβ 42)), die zwei Peptide, die durch Zerschneiden des Amyloid-Precursor-Proteins (APP) mit Hilfe der Enzyme Beta- und Gamma-Sekretase entstehen. Es müssen aber noch weitere Faktoren (z.B. Enzyme) vorhanden sein.

Ich glaube, dass ich auch die noch komplexeren Vorgänge, z. B. in den Mitochondrien, den Kraftwerken der Zellen, ebenfalls versucht habe, noch verständlicher zu machen. Denn wäre dies nicht der Fall, wird man sich mit Sicherheit auch weiterhin nicht um eines der größten Zukunftsprobleme, die Therapie von chronischen Erkrankungen, beschäftigen.

Es wird durch die Abspaltung von Enzymen (die Beta (β)- und Gamma-(γ)-Sekretase) aus dem APP (Amyloid-Precursor-Proteins) gebildet. Die vermehrte Bildung des β-Amyloids wird heute für die Alzheimer-Erkrankung verantwortlich gemacht. In der folgenden Abbildung sieht man schematisch das Amyloid-Präkursor-Protein, ein aus 760 Aminosäuren bestehendes Molekül, welches im Normalfall noch in der Zellmembran durch das Enzym der *α-Sekretase* gespalten wird.

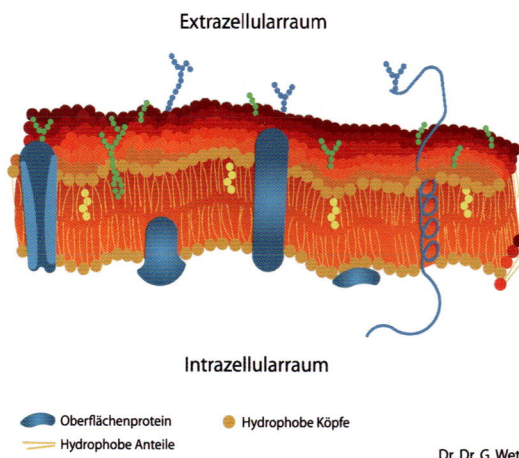

Abb. 20: Zellmembran mit darin vorhandenen Amyloid-Precursor-Proteinen(APP).

Sie werden durch α-Sekretasen im Normalfall und bei M. Alzheimer durch β- und γ-Sekretasen (Enzyme) gespalten.

Wenn das APP an der falschen Stelle (durch β- und γ- Sekretasen) innerhalb und außerhalb der Zellmembran gespalten wird, kommt es zu einer Abtrennung. Dies führt zu einem kleinen Bruchstück, dem β-Amyloid 40 (Aβ 40) oder β-Amyloid 42 (Aβ 42), die sich zu Plaques zusammenlegen. Die Spaltung durch die α-Sekretase führt zu keiner Plaques-Bildung.

Dagegen sind Aβ 40 und Aβ 42 neurotoxisch und beide findet man als Ablagerungen in Gehirn und Blutgefäßen von Alzheimer-Erkrankten und Down-Syndrom-Patienten.

Alpha-Amyloid-Peptide haben zellschützende Funktionen. Im normalen Stoffwechsel werden diese Peptide kontinuierlich erzeugt, lagern sich aber nicht ab. Man nimmt an, dass eine Verhinderung der senilen Plaque-Ablagerungen die Symptome dieser Krankheiten verbessern würde.Wichtig ist jetzt zu wissen, dass die Plaques in keinem Fall die tatsächliche Ursache der Alzheimer-Erkrankung sind. Bisher hat man dies jedoch angenommen. Auch hier wurde ein Dogma gestürzt. Denn nach

Untersuchungen von *Snowdon* konnte diese Irrlehre verworfen werden. Sie stellt klar, dass eine Antikörpertherapie, die bereits eingeleitet wurde, um die Plaques zu entfernen, zu keinem Erfolg führen konnte. Es ist bekannt, dass Patienten, die diese Therapie erhalten haben, keineswegs geheilt wurden. Im Einzelnen soll jetzt die Nonnenstudie vorgestellt werden.

Nonnenstudie

Von David Snowdon an der Kentucky-Universität (Sanders-Brown-Center) wurde 1986 eine Studie durchgeführt, für die ca. 600 amerikanische katholische Nonnen, aus dem Orden der *Armen Schulschwestern von Unserer Lieben Frau (School Sisters of Notre Dame)* (Lehrerinnen-Orden), im Alter zwischen 76 und 107 Jahren herangezogen wurden.

Die Homogenität der Lebensführung war über einen sehr langen Zeitraum vorhanden, z.B. beim Tagesablauf, der Ernährung, dem Gebet, bei der Dauer des Lebensabschnitts und der Ordensgemeinschaft. Sowohl die Labor- als auch psychologische Parameter - prae mortem (vor dem Tod) und Gehirnschnitte *post mortem (nach dem Tod)* - konnten herangezogen werden. Das Klosterarchiv bot Einblicke in den Lebenslauf der Teilnehmerinnen und deren geistige Aktivitäten über viele Jahrzehnte.

Ein auffälliges Ergebnis war die Abweichung des pathologischen Gehirn-Befunds (multiple Alzheimer-Plaques) von der wiederholt erhobenen psychischen/intellektuellen Leistungsfähigkeit derselben Personen zu Lebzeiten. Das heißt: Auch bei Personen, die bis unmittelbar vor ihrem Tod geistig anspruchsvolle Aufgaben lösen konnten, wurden für die Studie herangezogen.

Weiterführende Literatur

- Marc Luy, Paola Di Giulio, 2005: *„Der Einfluss von Verhaltensweisen und Lebensstilen auf die Mortalitätsdifferenzen der Geschlechter"*, in: Gärtner K., Grünheid E., Luy M. (Hrsg.), *Lebensstile, Lebensphasen, Lebensqualität - Interdisziplinäre Analysen von Gesundheit und Sterblichkeit aus dem Lebenserwartungssurvey des BiB*, Wiesbaden, VS Verlag für Sozialwissenschaften, Seiten 365-392
- David Snowdon: *Aging with Grace - What the Nun Study Teaches Us About Leading Longer, Healthier, and More Meaningful Lives*, Bantam 2001, ISBN 0-553-80163-5

Kraftwerke der Nervenzellen sind die Mitochondrien.

Ohne Energie sind kein Leben, kein Mikro- (Körperzelle) und kein Makro-Kosmos (Weltall) möglich. Selbst beim Urknall müsste die Energie bzw. Masse des gesamten Universums in einem Punkt erst geschaffen werden. Deshalb kann auch unser Leben mit unseren Körperzellen nur dann existieren, wenn ausreichend Energie in unserem Körper für den „Antrieb" sorgt. Ohne Energie sterben unsere Körperzellen in kurzer Zeit.

Die Mitochondrien sind die Energiefabriken. In meiner Diplomarbeit in Biochemie befasste ich mich vor über 20 Jahren mit der Bestimmung des Molekulargewichts der Mitochondrien-DNA von Eukaryonten (Hefe).

Eukaryonten sind höhere Lebensformen, zu denen auch wir Menschen zählen, die durch 19-fach verbesserte Energieausnutzung ihr Leben optimieren können. Ich fand heraus, dass das Molekulargewicht der mitochondrialen-DNA (mt-DNA) bei 56 Millionen liegt. G. Weth u. G. Michaelis in Molec. gen. Genet. 135.269-272 (1974).

Abb. 21: Das Mitochondrium besitzt eine Hülle.

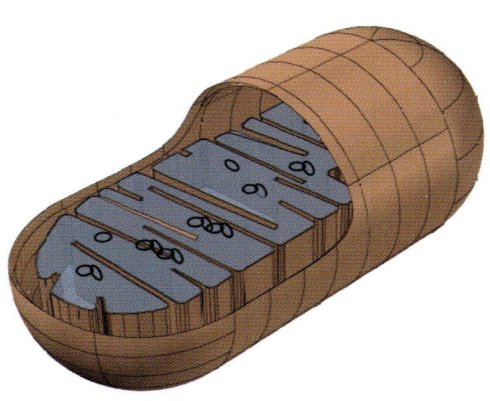

In seiner „Matrix" werden im Inneren der Christae, die energiereichen Phosphate - das ATP - gebildet. Die Mitochondrien müssen **70 kg ATP** pro Tag für einen 70 kg schweren Menschen produzieren. Gesteuert wird dies durch ihre eigene Mitochondrien-DNA, die mit der Zellkern-DNA nichts zu tun hat.

Zellgifte, die nicht entsorgt werden können, beeinträchtigen die Funktion der Gehirnzellen, bis sie durch Energiemangel untergehen. Liegt das A-Toxin (schwarzer Fleck) in den Mitochondrien im Überfluss vor, führt es zur Schädigung und zum Untergang der Mitochondrien.

Meine Studienkollegen wunderten sich damals darüber, dass die Mitochondrien eine eigene Erbanlage (genetische Information, mt-DNA = mitochondriale DNA) besitzen, die sich vollständig von der Zell-Kern-DNA unterscheidet. Heute ist diese Tatsache Allgemeinwissen.

Während die DNA des Zellkerns zu je 50 % von Mutter **und** Vater stammen, ist die mitochondriale DNA (mt-DNA) (sehr seltene Ausnahmen gibt es) von der Mutter.

Niedere Organismen - wie Bakterien und Viren – besitzen keine Mitochondrien.

Je nach Funktion der Körperzelle ist die Anzahl der Mitochondrien höher oder niedriger. So haben Herzmuskelzellen, die einen hohen Energiebedarf für die Kontraktion des Herzmuskels benötigen, mehr als 2.000 dieser Energiefabriken **pro Zelle**. Bindegewebs-Zellen benötigen deutlich weniger Mitochondrien, da ihr Energiebedarf auch geringer ist. Die Anzahl der Mitochondrien ist von der Arbeitsleistung der einzelnen Zelle abhängig. Durch Training kann es zu einer Vermehrung der Mitochondrien kommen, die sich in den Zellen teilen. Deshalb ist Sport ein Beitrag zur optimalen Energieversorgung der Körperzellen. Eine Überforderung im sportlichen Bereich, d.h. wenn wir in den Körperzellen zu wenig Sauerstoff zur Verbrennung der Kohlenhydrate, Fette (Fettsäuren) oder Eiweiß haben, führt zu einer sauerstoffarmen (anaeroben), nicht ausreichenden Energiegewinnung. Neben Energiemangel löst ein anaerober Stoffwechsel zusätzlich eine Übersäuerung der Muskulatur aus. Daraus resultiert eine weitere Leistungsminderung, da die Enzyme der Körperzellen nicht mehr im optimalen Säure-Basen-Milieu (pH 7,4) arbeiten können.

Wie beim Motor die Energiemengen durch Sauerstoff-Verbrennung bereitgestellt werden, so stellen Mitochondrien Energiemengen durch Verbrennung mit Hilfe von Sauerstoff her. Diese „Energiepakete" werden ATP (Adenosintriphosphat) genannt. Beim Motor wird durch Verbrennung die bereitgestellte Energie in PS (Pferdestärken oder kW) gemessen; im menschlichen Körper als ATP. Jedes ATP wird mit 7 kcal/Mol angegeben.

Aus einem Zuckermolekül (Glucose-Molekül), das aus sechs *Kohlenstoff- und sechs Wassermolekülen* besteht, kann statt 2 ATP das 19-fache - also 38 ATP - gebildet werden. Diese 19-fache Energieausbeute - unter Hilfe von Sauerstoff - wird durch die Mitochondrien ermöglicht.

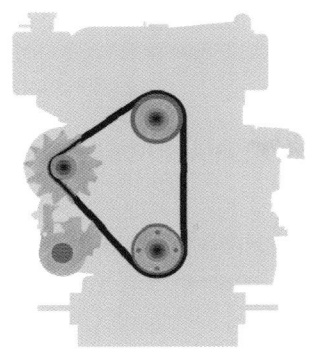

Dr. Dr. G. Weth

Abb. 22: Ein Motor gewinnt die Energie aus Treibstoff, während Mitochondrien diese Energie aus Kohlenhydraten, Fetten und Eiweiß, unserer Nahrung herstellen und die Stoffwechsel-Endprodukte als Glucose verwerten. Der einfachste Zucker ist Glucose, dieser wird in der Zelle, mit Hilfe der Energiefabriken, zu Lactat (Milchsäure) weiter verarbeitet (ATP = 7 kcal).

Die Gesamtbilanz der Zuckerverbrennung (aus 6 Kohlenstoffatomen und 6 Wassermolekülen) in den Mitochondrien kann folgendermaßen formuliert werden:

Glucose + 38 ADP + 6 O_2 + 38 P → 6 CO_2 + **38 ATP** + 6 H_2O

Aus einem Molekül Glucose (Zucker) und sechs Molekülen Sauerstoff (O_2 und 2 ATP werden sechs Moleküle Kohlenstoffdioxid CO_2, ATP und sechs Moleküle Wasser.

38 ATP sind ein Energiepaket aus 38 x 7 kcal= 266 kcal

Die Änderung der Freien Energie unter Standardbedingungen beträgt jedoch bei pH = 7 für diese Reaktion $\Delta G_0'$ = −2880 kJ je Mol Glucose.

Ohne Sauerstoff, d.h. ohne Verbrennung des Zuckers in den Mitochondrien, können nur 2 ATP gebildet werden. Diese geringe Energieausbeute - ohne Sauerstoff - macht deutlich, dass bei Herzinfarkt und Schlaganfall jede Minute zählt, da ein derartiger Energiemangel in kurzer Zeit zum Tode führen muss. Die Summengleichung lautet:

Glucose + 2 ADP + 2 P → 2 ATP + 2 Lactat (Milchsäure)

Aus einem Molekül Glucose (Zucker) werden ohne Sauerstoff nur 2 ATP und zwei Lactat (Milchsäure)-Moleküle gebildet.

2 ATP sind ein Energiepaket aus 2 x 7 kcal = 14 kcal
Die Änderung der Freien Energie unter Standardbedingungen beträgt jedoch bei pH = 7,4 für diese Reaktion $\Delta G_0' = -14$ Kcal je Mol Glucose.

Die Mitochondrien stehen im Zentrum der Alzheimer- und der Krebs-Therapie.

Nur das Vorhandensein der Mitochondrien ermöglicht das Leben in seiner gegenwärtigen Form. Höhere Organismen können ohne Mitochondrien nicht überleben.

Die Mitochondrien-DNA macht nur einen Bruchteil der gesamten Zell-DNA aus. Durch dieses Zusammenspiel ist aus dem Abfallprodukt Lactat (Milchsäure) brauchbare Energie entstanden, die sonst zu einer Übersäuerung des Körpers führen würde. Es ist bekannt, dass jeder Organismus, der mit Milchsäure überlastet ist, seine Leistungsfähigkeit langsam einstellt. Deshalb wird auch bei den Sportlern immer der Lactat-Spiegel gemessen.

Eine Krebszelle arbeitet ohne Mitochondrien oder schaltet sie ab. Sie kann aus Glucose nur Lactat (Milchsäure) und 2 ATP gewinnen, also die Milchsäure nicht verarbeiten. Diese Übersäuerung führt in einer gesunden Zelle zu einer Stoffwechselstörung. Auch die Krebszelle umgibt sich mit einem Säuremantel, um sich so gegen das körpereigene Abwehrsystem zu verteidigen.

Patienten mit Krebs magern auf Grund des enormen Bedarfs an Energie durch die Nichtnutzung des Lactats stark ab. Weil ihnen pro Glucose (Molekül) nicht 38 ATP, sondern nur ein Neuzehntel (1/19) Energie (2 ATP) zur Verfügung steht.

Die Enzyme des Körpers, die für den Stoffwechsel verantwortlich sind, können durch die Übersäuerung des Körpers mit Milchsäure nicht mehr unter einem neutralen pH arbeiten. Sie würden ihre Funktion einstellen, aber ohne sie wäre unser Leben nicht mehr möglich.

Der menschliche Stoffwechsel arbeitet nur optimal mit einem neutralen pH-Wert, und der liegt bei 7,4. Fällt zum Beispiel im Blut der pH-Wert durch Übersäuerung auf 6,2 ab, so besteht Lebensgefahr. Wir kennen dieses Phänomen bei Sportlern in Wettkämpfen. In wenigen Sekunden - nach maximaler körperlicher Leistung - sind sie plötzlich nicht mehr leistungsfähig. Dieser Zustand wird durch Übersäuerung hervorgerufen, weil eine Verbrennung mit Sauerstoff nicht mehr ausreichend stattfindet. Oder wir erleben diese Situation auf einer Intensivstation, wenn sich durch eine Übersäuerung (durch Lactat, Milchsäure) die Situation des Patienten dramatisch verschlechtert.

Die Sauerstoffradikalen, die in den Mitochondrien entstehen, um die 36 ATP zu bilden, sind extrem aggressiv und müssen sofort wieder entgiftet werden, sonst kommt es zur Zerstörung des Mitochondriums selbst, dessen Stoffwechsel- oder Abbau-Produkten und der mitochondrialen DNA (mt-DNA).

Die Formel stellt den aeroben, mit Sauerstoff reagierenden Stoffwechsel mit Hilfe von Mitochondrien dar.

Der aerobe Stoffwechsel (mit Sauerstoff) in den Mitochondrien ergibt <u>38 ATP</u>

Glucose + 38 ADP + 38 P → <u>38 ATP</u> + 6 HO_2 + 6 CO_2

Der anaerobe Stoffwechsel (ohne Sauerstoff) - ohne Mitochondrien - ergibt nur 2 ATP und 2 Milchsäure

Glucose + 2 ADP + 2 P → <u>2 ATP</u> + 2 Lactat.

Aus einem Molekül Glukose (Zucker) werden 38 ATP gebildet. Jedes ATP kann durch Abspaltung eines Phosphats Energie freisetzen. Diese Energie beträgt 7 kcal (siehe Formel unten). Alle Angaben in Mol.

1 ATP (Adenosin-Triphosphat) = 7 kcal.

Es entstehen aus 1 Glucose = 7 x 38 ATP = **266 kcal** bei intakten Mitochondrien, also beim **aeroben** (Sauerstoff)-Stoffwechsel.

Es entstehen aus 1 Glucose = 7 x 2 ATP = **14 kcal** beim **anaeroben** Stoffwechsel (bei Bakterien, Krebszellen und bei zerstörten Mitochondrien).

<u>Somit ist für jeden nachvollziehbar, dass die Versorgung mit Sauerstoff lebensnotwendig ist, weil eine derart hohe Energieausbeute nur durch intakte Mitochondrien möglich ist.</u>

So werden jeden Tag für einen etwa 70 kg schweren Menschen 70 kg ATP benötigt, um die Energie für den Körper bereitzustellen. Das Molekulargewicht von ATP beträgt 200, und pro Tag wird eine Menge von 350 × 10^{26} Moleküle hergestellt. Das sind 3 x 10^{28} Moleküle. Oder anders ausgedrückt 35,000.000.000.000.000.000.000.000 Moleküle. Wie soll dieser komplexe Vorgang durch Zufall möglich sein?

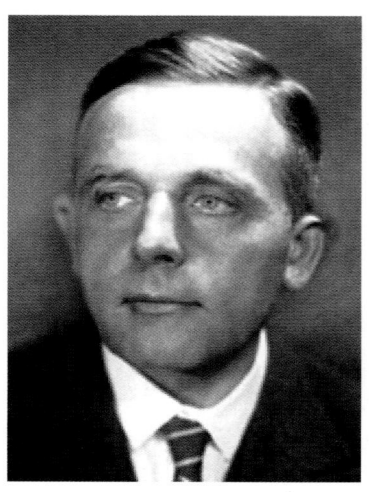

Abb. 23: Otto Warburg

(Nobelpreis für Medizin, 1931) entdeckte vor über 80 Jahren den aeroben Stoffwechsel. Nach 1930 war er am Kaiser-Wilhelm-Institut tätig. In dieser Zeit hatte er eine Professur für Physiologie an der Medizinischen Fakultät der Friedrich-Wilhelms-Universität Berlin inne. Otto Heinrich Warburg war Gründer und bis 1967 Direktor des 1930 eingerichteten Kaiser-Wilhelm-Instituts für Zellphysiologie (ab 1953 Max-Planck-Institut für Zellphysiologie) in Berlin-Dahlem. Leider wird nach meiner Ansicht dieses Wissen nicht sehr konsequent weiterverfolgt. Es sind die Grundlagen unseres Naturverständnisses.

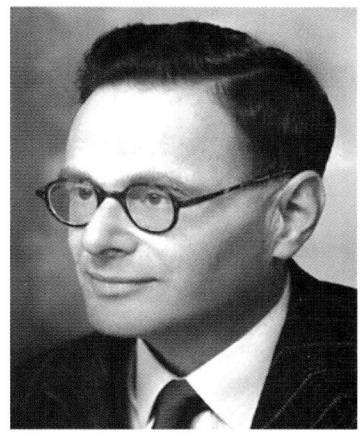

Abb. 24: Hans Adolf Krebs

(Nobelpreis für Medizin, 1953), der zeitweise im Labor von Prof. Otto Warburg in Berlin arbeitete) entdeckte den Zitratcyclus, der sich in den Mitochondrien abspielt. Hieraus werden die 36 ATP - die Energiepakete aus 1 Glucose (Zucker) – gewonnen.

Deshalb sind die Entdeckungen dieser beiden Wissenschaftler entscheidend für meine Erkenntnisse über das Alzheimer-Toxin.

Die Bildung der Energie-Pakete ATP findet innerhalb der Mitochondrien statt. Wie in jedem Biochemielehrbuch aufgezeichnet und nachlesbar, finden sich die Darstellung des Stoffwechsels und die Bildung der körperlichen Energiepakte (ATP), die für den Stoffwechsel des Körpers die nötige Energie erzeugen.

Die Erschaffung des „höheren Lebens" ist eine unbegreifliche Leistung. Insbesondere, weil dieses System stabil über Jahrmillionen hinweg fehlerfrei arbeitet. Ein zufällig gebildetes Produkt zerfällt auch wieder zufällig.

Es muss davon ausgegangen werden, dass der **nicht erbliche** Morbus Alzheimer zum Teil ernährungsbedingt ist, weil der Hirnstoffwechsel durch das Alzheimer-Toxin (Alzion) in den Mitochondrien gestört ist. Dadurch leiden unsere Gehirnzellen unter einem Energie-Defizit, das heißt: **nicht bereit gestellte Energie** führt zu Leistungseinbußen der Gehirnzellen mit den bereits beschriebenen Folgen.

Krebszellen haben einen anaeroben Stoffwechsel

Tumorzellen haben einen anaeroben Stoffwechsel (ohne Sauerstoff). Die Mitochondrien sind in den Tumorzellen entweder abgeschaltet oder zerstört worden. Arbeiten die Mitochondrien wieder, so wird die Krebszelle ihre Funktion als Krebszelle einstellen. Mitochondrien erfüllen eine zentrale Funktion bei der Aufrechterhaltung des Zell-Treibstoffs in den Gehirnzellen.

Stressoren führen zur Schädigung der Zellstrukturen

Unsere Untersuchungsergebnisse zeigen, dass es, neben dem erhöhten Kalzium-Einstrom, zu einer NO-(Nitoso-) Stress-Symptomatik kommt. Der NO-Stress ist die Ursache für die Bildung von Sauerstoffradikalen, die für die Zellschädigung, insbesondere der mitochondrialen Zellmembran und Redoxsysteme verantwortlich sind. Redoxsysteme sind für die Bildung von ATP (**A**denosin**t**riphos**p**hat) unbedingt notwendig, sonst kommt es zu einer Schädigung der Mitochondrien. Sind nicht mehr ausreichend voll funktionsfähige Mitochondrien vorhanden, kommt es zu einem Energiedefizit in der Zelle, so dass der zelluläre Stoffwechsel nicht mehr ausreichend mit Energie versorgt wird.

100 Jahre und kein Morbus Alzheimer.

Warum 100-jährige extrem selten unter Morbus Alzheimer leiden.

60-jährige leiden nur zu einem Promille unter Alzheimer, während bei 80-jährigen mehr als 30 Prozent betroffen sind. In den nächsten 15 Jahren wird ein Anstieg der Alzheimer-Erkrankung um das Dreifache erwartet. Bei Hochbetagten (über 90 Jahre) steigt Morbus Alzheimer nur gering an. Er lag bei uns um 5%.

Als Leiter des Hormonlabors der Universitätsklinik Würzburg habe ich den Hormonspiegel vieler dieser hochbetagten Personen untersucht. Die unter dem damaligen Direktor der Universitäts-Poliklinik, Professor Dr. Hans Franke, erstellte, bisher weltweit größte Studie mit 575 Hundertjährigen, brachte Ergebnisse, die noch heute Gültigkeit besitzen: Die 100-jährigen unterscheiden sich erheblich gegenüber den 70- bis 80-jährigen.

Die Untersuchungen ergaben, dass bei den Hundertjährigen ein Schutzsystem gegen das Altern vorhanden ist. Die Stresshormone (z.B. Cortisol) dieser 100-jährigen Patienten waren deutlich niedriger, als die der 70- bis 80-jährigen Patienten; sie bewegten sich ungefähr auf dem Niveau der 20- bis 30-jährigen Probanden. Warum der Cortisol-Spiegel niedriger lag, konnte später erklärt werden. Hoher Stress, der mit einem angestiegenen Cortisol-Spiegel einhergeht, schwächt das Immunsystem und erhöht somit die Infekt-Anfälligkeit.

Einer der möglichen Gründe könnte sein, dass diese Patienten ein starkes Gottvertrauen besaßen. Keiner dieser 575 Senioren war Atheist. Auf die Frage, warum sie auf Gott vertrauen, teilten alle mit, dass Sie in der größten Not - die meisten hatten zwei Weltkriege, Not und zum Teil auch Flucht oder Gefangenschaft überlebt - nicht verzweifelt sind, weil sie sich unter der Obhut Gottes geborgen und geschützt fühlten.

Schutz und Vertrauen baut Angst ab, der Stress ist gemindert und führt, laborchemisch nachweisbar, zur Senkung des Cortisol-Spiegels, wie man das auch von Schmerzpatienten kennt. Darüber habe ich auch auf dem Weltkongress für Gerontologie in Acapulco berichtet. Je niedriger der Cortisol-Spiegel ist, desto besser funktioniert das Immunsystem (im Notfall und bei bestimmten Erkrankungen kann eine Cortison-Gabe lebensnotwendig sein. Sie darf ohne Wissen des Arztes <u>nicht</u> geändert werden). Sind die Stresshormone niedrig, ist das Immunsystem aktiver und schützt so vor Krankheiten. Weiter konnte gezeigt werden, dass das „Zärtlichkeitshormon" Oxytocin durch Gebete gesteigert und Cortisol dadurch ebenfalls gesenkt wird. Auch eine emotionale Bindung – durch Liebe und Vertrauen – führt somit zu weiterem Stress-Abbau mit Verbesserung des Immunstatus.

Die 100-jährigen erklärten in Gesprächen, die Geborgenheit in Gott ließe sie Angst, Sorgen und Leid überwinden. Das Abgeben der Sorgen an den Schöpfer befreit und baut Stress ab. Daraus lässt sich ableiten, dass seelisches Wohlbefinden gesundes Altern begünstigt, denn die Geborgenheit ist Teil des Lebensinhalts.

Der Mensch stirbt nicht am Alter, denn Alter ist keine Krankheit. Erst ein geschwächtes Immunsystem, das nicht mehr adäquat auf eine Infektion reagiert, führt zur vollständigen Erschöpfung des Organismus. Hierzu habe ich interessante Ergebnisse vorliegen. Diese Ergebnisse würden hier den Rahmen sprengen.

Die verschiedenen Stadien des Morbus Alzheimer.
I. Stadium ist laborchemisch nachweisbar
An Hand von Beispielen sollen die einzelnen Stadien beschrieben werden.

Patient (71 J.) mit Müdigkeit und fehlender Aktivität
Zu Beginn der Erkrankung kann sich der Betroffene noch zu Hause selbst versorgen und seine Einordnung in die Familie ist in diesem Stadium gut möglich. Es fallen bereits geistige Defizite auf, die der betroffene Patient nicht bemerkt oder nicht akzeptiert. Vom Lebenspartner wird dies jedoch wahrgenommen und mit Sorge betrachtet. Deshalb kommen die Angehörigen mit dem Betroffenen zur Sprechstunde. Zu meiner Überraschung war bei jedem dieser Patienten ein erhöhter Wert des Alzheimer-Toxins, der bei Frauen unter 50 I.E. und bei Männern unter 60 I.E. liegen soll, feststellbar. Bei dem 71-jährigen Patienten, der unauffällig im Gespräch war und die gestellten Fragen schnell und korrekt, also gut beantwortete, lag aber der A-Toxin-Wert über 230 I.E. Das Auffälligste war die starke Müdigkeit des Patienten.

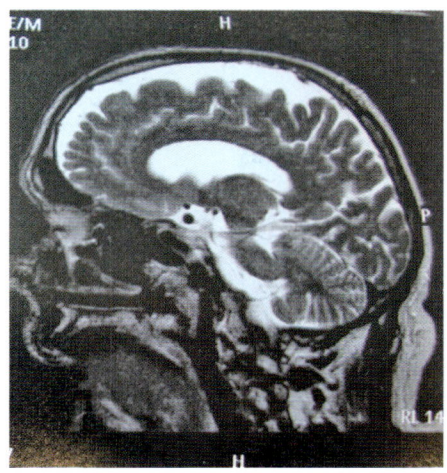
Abb. 25 zeigt seitliches MRT dieses Patienten, der durch Müdigkeit, Motivationslosigkeit und Inaktivität auffiel. Neben seiner beruflichen Tätigkeit als leitender Beamter konnte er seine Tätigkeit als Berater aber nicht mehr ausführen. Nachträglich stellte sich heraus, dass bereits vor über einem Jahr dieses MRT des Schädels erstellt worden war. Dabei wurden Gehirnsubstanz-Defizite (z.T. als weiße Bereiche sichtbar) festgestellt. Mittlerweile hatte der Patient über mehrere Wochen Denkovital® eingenommen. Nach einer Woche las er wieder interessiert die Zeitung. Bereits nach einem Monat konnte der Patient wieder einen wissenschaftlichen Artikel verfassen. Erstaunlich ist, dass es selbst bei nachgewiesenem Gehirn-Substanz-Verlust doch noch zu einer so guten Kompensation kommen kann, sobald die übrigen Gehirnzellen vom Alzheimer-Gift befreit sind und wieder ohne Ballast frei arbeiten können. Der Patient kann jetzt ohne Wortfindungsstörungen wieder Vorträge halten.

Zerebrale Leistungsdefizite sind bei über 100 Patienten durch einen erhöhten Wert des Alzheimer-Toxins (Alzion) bereits im Anfangsstadium, wie bei o.g. Patienten, nachweisbar.

Patientin (75 J.) - Diagnose: Verdacht auf M. Alzheimer

Die Patientin fühlte sich nach eigenen Angaben topfit, sie reagierte schnell auf Anfragen. Die nächtliche Unruhe, Schlaflosigkeit und häufiges Wasserlassen belastete die Patientin. Der Sohn klagte seit einigen Monaten über den schwierigen Umgang mit seiner Mutter. Sie lässt sich nichts mehr sagen. Auffällig ist ihre Vergesslichkeit beim Einkaufen und den Alltagsarbeiten. Sie zeigt ein auffälliges Verhalten, z.B. eine zuvor nie bekannte Angst und Misstrauen.

Der A-Toxin-Wert war 263 I.E. (bis 50 I.E. normal)

17.08.2009   263 (I.E.), danach Einnahme von Denkovital® -
                3 Kaps./tgl.
22.08.2009   226 (I.E.), weiter Denkovital® - 3 Kaps./tgl.
Nach 4 Wochen teilte der Sohn mit, dass seine Mutter wieder ein besseres Verhältnis zu ihm habe. Die Angst war verschwunden. Danach nahm die Patientin - 2 Kaps./tgl.
23.09.2009   84 (I.E.) - Verhalten zum Sohn wieder sehr gut
20.10.2009   52 (I.E.)
12.11.2009   46 (I.E.)

Nach 8 Monaten setzte die Patientin Denkovital® völlig ab. Nach 12 Monaten war die Patientin wieder auffällig und zeigte Symptome wie sie vor ca. 3 Jahren waren. Bei der Messung des A-Toxinwerts zeigt sich ein Wert von 87 I.E. Somit war klar, dass die fehlende Einnahme die Verschlechterung (Angabe des Sohnes) des A-Toxinwertes und des klinischen Befundes bestätigte. Aber der bekannte hohe Anstieg (>200 I.E.) fand jedoch nicht statt. Unter der Einnahme des Nahrungsergänzungsmittels lag der Wert nach 4 Wochen wieder bei 55 I.E. Das persönliche Verhältnis zwischen Mutter und Sohn war jetzt unauffällig.

Unter dieser Therapie kommt es stets zu einer Besserung des klinischen Befundes, auch zu einer laborchemisch nachweislichen Besserung. Mit Hilfe von Denkovital® können die Symptome in wenigen Wochen stabilisiert bzw. nahezu immer reduziert werden. Ein Fortschreiten des Krankheitsbildes nach über 3 Jahren Beobachtung kann verhindert werden.

II. Stadium mit klinischen Symptomen:
Zunehmender Verlust der geistigen Fähigkeiten mit eingeschränkter Selbständigkeit sind Zeichen einer größeren Schädigung des Gehirns, wie:

- schwindende Rechen- und Problemlösungsfähigkeit
- Handfertigkeitsstörungen (Kochen, Haushalt, Ankleiden)

- Erkennungsstörungen (Verwandte und Bekannte werden nicht erkannt)
- zunehmende Vergesslichkeit (Geburtstage, Medikamente)
- Desorientierung (Zeit und Ort werden verfehlt)
- Sprachstörungen (Sprachverständnis, Wortfindungsstörungen)
- Vernachlässigung der Hygiene (Patient kämmt sich nicht mehr und geht unrasiert aus dem Haus)
- Stress- oder Überforderungs-Syndrom
- Wahnvorstellungen (z.B. „man hat mich bestohlen" oder Eifersuchts-Dramen)

Bei einer ständigen Überforderung oder in Stresssituationen können auch bei gesunden Personen in einzelnen Fällen diese Symptome auftreten, da in Stresssituationen vermehrt Cortisol (Stresshormon, s. 100-jährige-Studie) freigesetzt wird. Dadurch kann sich eine deutlich erhöhte Vergesslichkeit einstellen. Biochemisch und laborchemisch belegen unsere Untersuchungen aus dem Hormonlabor diesen Zusammenhang.

Das gelegentliche Liegenlassen von Gegenständen oder gelegentliches Vergessen von Terminen muss noch nichts mit Morbus Alzheimer zu tun haben. Man muss nur den Alltag ordnen. Frühsymptome können sich jedoch in folgendem zeigen:

- Erste geistige Defizite sind feststellbar, aber selbständiges Leben ist noch vollständig möglich.
- Zeitliche und räumliche Orientierungsschwierigkeiten treten auf.
- Vergesslichkeit mit geringer Auswirkung auf die Arbeit und das tägliche Leben.
- Häufen sich diese Vorfälle und treten außerdem Verwirrtheitszustände auf, kann das ein Zeichen für eine Verminderung der Gedächtnisleistung sein.
- Schwierigkeiten mit gewohnten Handlungen.

Menschen, die viel zu tun haben sind manchmal zerstreut und verlegen Gegenstände. Sie stellen z.B. den Topf auf den Herd und vergessen ihn mit Wasser zu füllen und drehen noch dazu die Kochplatte an. Diese Arbeitsvorgänge, selbst wenn sie Routine sind, legen bei zerebralen Leistungsschwächen doch erhebliche Mängel offen.

Probleme mit dem abstrakten Denken:
- Für viele Menschen ist es keine Herausforderung, ein Konto zu führen. Menschen mit Demenz können aber oft weder Zahlen einordnen, noch **einfache Rechnungen** durchführen.
- Ernste Probleme entstehen, weil der Patient keine Unterschrift mehr leisten kann (Geldabheben von der Bank ist nicht mehr möglich).

Verlust der Eigeninitiative:

Die Motivation nimmt stark ab. Die Patienten können vertraute Gewohnheiten (Spielen eines Musikinstruments) nicht mehr bewältigen. Selbst Musiklehrer (siehe später) können ihr Instrument nicht mehr spielen. Unter der Therapie mit Denkovital® können sie wieder unterrichten. Menschen arbeiten nicht mehr dauerhaft mit der gleichen Motivation. Demenzkranke verlieren jeden Schwung bei ihrer Arbeit. Auch das Interesse an alltäglichen Gewohnheiten verliert sich manchmal vollständig. Sie finden keine Freude mehr an neuen Aufgaben.

Räumliche und zeitliche Orientierungsprobleme:

Bei vielen Menschen kommt es vor, dass sie z.B. Wochentage vergessen oder sich in einer fremden Umgebung verlaufen. Bei Menschen mit Demenz kann es passieren, dass sie in der eigenen Straße stehen und nicht mehr wissen wo sie sind. Sie wissen weder wie sie dorthin gekommen sind, noch wie sie nach Hause gelangen können.

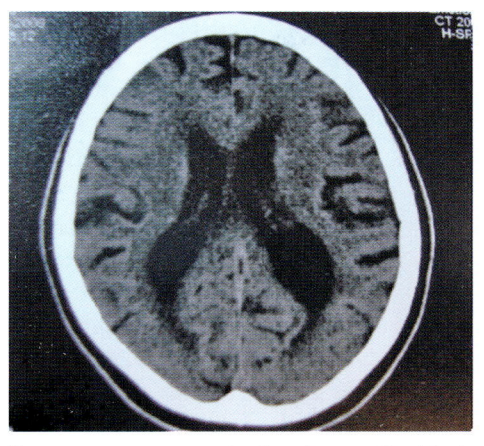

Abb. 26: *CT einer Patientin, 71 Jahre mit Orientierungsstörung.*
Auffällig sind die deutlichen Gehirnsubstanzdefizite mit erweiterten Liquorräumen und seitlichen Substanzdefiziten. Dies macht deutlich, dass die handwerklichen Fähigkeiten (z.B. Essenszubereitungen) eingeschränkt sind.
Die räumliche Desorientierung war so stark, dass die Betroffene ihrem Ehepartner auf die Toilette nachlief. Die Patientin kann sich nicht mehr selbst beschäftigen. Sie läuft dem Ehepartner jeden Schritt hinterher. Sie kann häusliche Tätigkeiten, wie z.B. Kochen, nicht mehr ausführen. Sie kann keiner Anordnung mehr Folge leisten. Die seit Monaten verabreichten Alzheimer-Medikamente (Cholinesterase-Hemmer) wirkten nicht mehr. Bei der Untersuchung lag der A-Toxin-Wert bei 228 I.E.

In der *Abb. 26* zeigt das CT der Patientin doch erhebliche Substanzverluste. Es ist sicher verständlich, dass dieser hohe A-Toxin-Wert eine solche Schädigung des Gehirns verursachen muss. An Hand des Uhren-Tests, d.h. das Einzeichnen der Uhrenzeiger in einen Kreis bei vorgegebener Zeitangabe (z.B. 17:00 Uhr) ist in diesem Fall nicht mehr möglich.

Die *Abb. 27* zeigt das Unvermögen, zu erkennen, wie eine Uhr gestaltet ist und wie die Uhrzeiger richtig einzuzeichnen sind. Es ist ein intellektueller komplexer Vorgang abstrakte Dinge, wie das Zeichnen einer Uhr umzusetzen. Keinem Tier können derartige zerebrale Leistungen antrainiert werden. Somit wird deutlich, dass der Intellekt ein Charakteristikum des Menschen ist, der sich deutlich von allen Tieren unterscheidet.

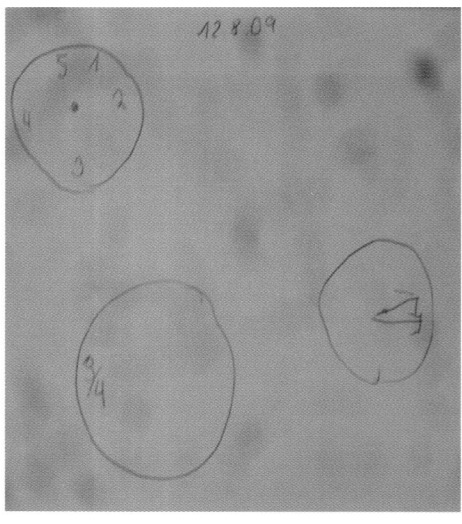

Abb. 27: *Uhrentest vor Therapiebeginn.*
Die Abbildung zeigt deutlich, dass die Patientin den Uhrentest nicht ausführen kann. Nach 5 Minuten wurde der Test abgebrochen. Die Pat. kann ihren Namen nicht mehr schreiben, es ist ihr nicht möglich die Uhrzeiger einzuzeichnen. Sie kann weder 3:00 Uhr bzw. ¾ 3 Uhr (14:45) einzeichnen, auch nicht die Ziffern im Zifferblatt eintragen. Sie erkennt nicht mehr, dass eine Uhr Zeiger hat.

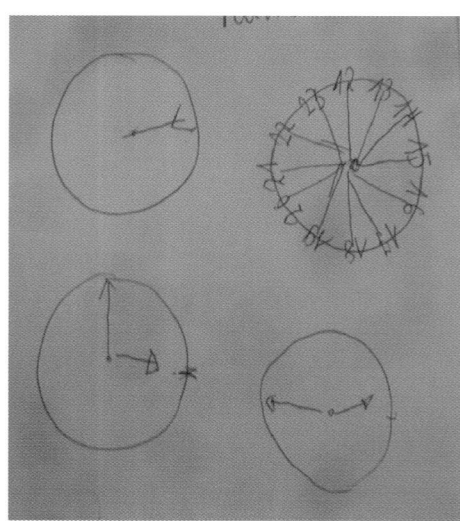

Abb. 28 zeigt den Uhrentest nach 8 Tagen mit Denkovital®. Jetzt kann die Patientin 3:00 Uhr und 14.45 Uhr einzeichnen und erkennt das Zifferblatt, der Uhrentest ist nahezu richtig. Sie kann sogar Ziffern (nachmittags) richtig eintragen. Sie läuft dem Ehemann nicht mehr nach. Die Pat. schreibt den eigenen Namen, beschäftigt sich wieder selbst. Das A-Toxin lag nach 8 Tagen noch bei 150 I.E.

Allein diese Senkung hat genügt, dass sich der Zustand der Patientin auffällig verbesserte, zumal sie eine frustrierende Therapie mit herkömmlichen Alzheimer-Therapeutika (über 1 Jahr Einnahme eines Cholinesterase-Hemmers) hinter sich hatte.

Sprachprobleme, insbesondere Wortfindungsstörungen:

Viele Menschen haben gelegentlich Schwierigkeiten die richtigen Worte zu finden. Menschen mit Demenz fallen oft die einfachsten Worte nicht mehr ein, stattdessen verwenden sie unpassende Füllworte. Eine Umschreibung des Vorgangs, der Situation oder des Begriffs wird für das Defizit der korrekten Nennung des Wortes angeboten. Dadurch werden die Sätze schwer verständlich.
Im Anhang werden noch einige der klinischen Befunde vorgestellt. Es sind Patienten, die sowohl Wortfindungsstörungen als auch Schreibschwierigkeiten haben.

Das III. Stadium ist gekennzeichnet durch völlige Hilflosigkeit

Im Einzelnen sollen einige Punkte aufgezählt werden:
- Verlust der Alltagskompetenz mit völliger Pflegeabhängigkeit
- Gedächtniszerfall (auch Langzeitgedächtnis)
- mangelnde persönliche Orientierung
- Erkennungsstörungen
- Sprachzerfall (kaum mehr Satzbildung möglich)
- Agnosie (auch Angehörige werden nicht mehr erkannt)
- Inkontinenz (Blase und Darm).
Jeder kann sich vorstellen, wenn ein Patient pflegebedürftig und dazu vielleicht noch inkontinent ist, dass diese Situation eine zeitliche Rundumversorgung erfordert. Die Pflegekosten, ob zu Hause oder im Heim, steigen gewaltig an. Auch in diesen Fällen ist die Aktivierung und Selbstversorgung nach Denkovital®-Einnahme wieder möglich.
Ein Schulleiter und seine Gattin pflegten die Mutter zu Hause, da sie bereits über ein Jahr bettlägerig war. Der Zeitaufwand war deshalb sehr groß. Nachdem sie damit begonnen hatte Denkovital® einzunehmen, besserte sich ihr Zustand sichtbar.
Zuerst begann sie wieder aufzustehen und in der Wohnung herumzulaufen. Bald danach nahm sie wieder am Familienleben teil. Einige Wochen vor der Denkovital®-Einnahme wurde ihr der Tod des geliebten Bruders mitgeteilt, dabei zeigte sie nicht die geringste Reaktion. Jetzt reagierte sie auf jede persön-

liche Nachricht. Seit einem Jahr Denkovital®-Therapie versorgt sie sich wieder selbst und kocht täglich für sich. Dieser Zustand ist seit einem Jahr stabil.

Diese Fortschritte sind Meilensteine in der Therapie der Demenz-Erkrankten, weil die Lebensqualität zurückgegeben wird und die Persönlichkeit erhalten bleibt. Die Auffälligkeiten des Kranken bilden sich zurück und Frieden kehrt in den Familien ein. Selbst das emotionale Verhalten normalisierte sich wieder.

Übersicht über Alzheimer-Therapeutika

Der erste Einsatz einer Substanz gegen Morbus Alzheimer in Europa.

In Europa habe ich vor über 20 Jahren bei einem an Alzheimer erkrankten Patienten zum ersten Mal ein Alzheimer-Medikament, einen Cholinesterase-Hemmer (Tacrine), eingesetzt. Dabei konnte ein klinischer Effekt nachgewiesen werden. Der Patient war ein bettlägeriger Arzt. Unter der medikamentösen Therapie konnte er sich wieder körperlich frei bewegen, was zuvor nicht möglich war. Die zerebrale Leistungsfähigkeit wurde jedoch nicht gebessert, seine Pflegebedürftigkeit konnte aber deutlich verringert werden. Im Folgenden werden die Medikamente beschrieben.

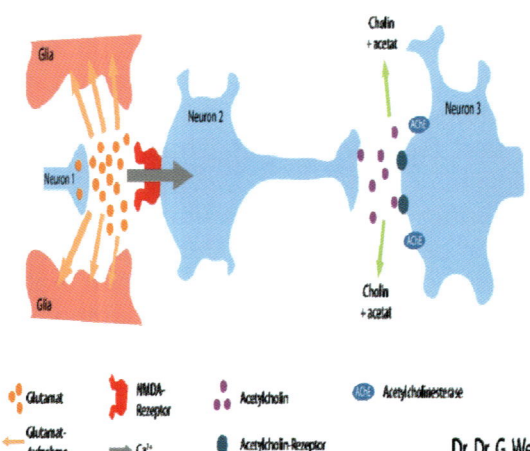

Abb. 29: Derzeitig eingesetzte Medikamente und ihre Wirkweise:
Links zeigt die Wirkung der NMDA-Rezeptoren- Blocker (Memantene, Auxura). Sie verhindern den Einstrom von Kalzium in die Zelle.

Rechts wird die klini-

sche Wirkung der Cholinesterase-Hemmer (z.B. Exelon) gezeigt. Sie verhindern den Abbau von Acetylcholin.
Ein Überangebot von Glutamat (links) und/oder ein Mangel an Acetylcholin an den Rezeptoren (rechts) der Gehirnzellen ist nicht die alleinige Erklärung des Alzheimer-Problems.
Rechts ist die klinische Wirkung mit Cholinesterase-Hemmer (z.B. Exelon) und links mit NMDA-Rezeptoren-Blocker Memantine (Auxura®) schematisch aufgezeigt.

Die verschreibungspflichtigen Medikamente (NMDA-Rezeptoren-Blocker/Cholinesterase-Inhibitoren) sind derzeit zugelassen für die Behandlung von Alzheimer-Symptomen in den frühen bis mittleren Stadien.

Diese Medikamente sollen die Symptome im Zusammenhang mit Gedächtnis, Denken, Sprache, Urteilsvermögen und anderen Denkprozessen behandeln.

Cholinesterase-Inhibitoren:
- Sie verhindern den Abbau von Acetylcholin, einem Neurotransmitter (Gehirnhormon), der für Lernen und Gedächtnis mitverantwortlich ist.
- Neurotransmitter wie Acetylcholin unterstützen die Kommunikation zwischen den Nervenzellen.
- Verzögerungen der Alzheimer-Symptome sollen für 6 bis 12 Monate durch diese Therapie möglich sein. Im Durchschnitt nimmt etwa die Hälfte der betroffenen Menschen diese Therapeutika ein.
- Sie werden im Allgemeinen gut vertragen. Falls Nebenwirkungen auftreten, kommt es häufig zu Übelkeit, Erbrechen, Appetitlosigkeit und erhöhte Häufigkeit des Stuhlgangs.

Drei Cholinesterase-Hemmer werden häufig verschrieben:
- Donepezil (Aricept), zugelassen für alle Stadien der Alzheimer-Behandlung.
- Rivastigmin (Exelon), zugelassen zur Behandlung von leichter bis mittelschwerer Alzheimer-Erkrankung.
- Galantamin (Razadyne), zugelassen zur Behandlung von leichter bis mittelschwerer Alzheimer-Erkrankung.

Tacrine (Cognex) wurde als erster Cholinesterase-Inhibitor zugelassen. Ärzte verschreiben ihn heute selten, weil es zu mehr schweren Nebenwirkungen als bei den anderen drei Wirkstoffen dieser Klasse kommt.

Wie die Cholinesterase-Hemmer wirken, wird in dem Abschnitt „therapeutische Maßnahmen des Morbus Alzheimer" beschrieben. Sie verhindern durch Blockierung des Enzyms Acetylcholin-Esterase (siehe *Abb. 29*) den schnellen Abbau von Acetylcholin.

NMDA-Rezeptoren Blocker

Auch Amantadin-Derivate wurden schon früh bei zerebralen Leistungsdefiziten eingesetzt. Heute werden diese NMDA-Präparate (N-Methyl-D-Aspartat-Antagonisten, z.B. Memantene, Auxura) - angewendet, um die Zellen vor zu viel Glutamat-Stimulation zu schützen. Glutamat ist der bedeutendste Neurotransmitter im Gehirn.

Liegt ein Glutamat-Überschuss vor, so öffnet er die NMDA-Rezeptoren und es strömt zu viel Kalzium in die Gehirnzelle ein.

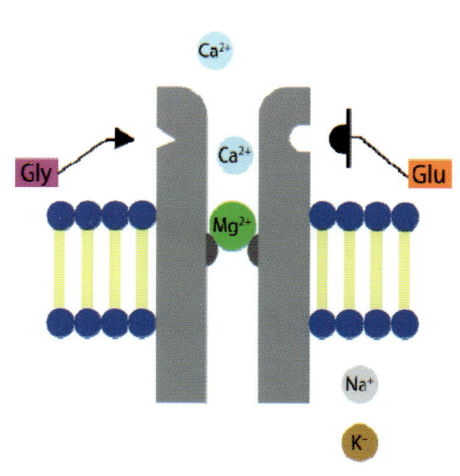

Dr. Dr. G. Weth

Abb. 30 **zeigt den NMDA-Rezeptor im Ruhezustand durch Magnesiumblockade.** Im Normalzustand ist der NMDA-Rezeptor durch Magnesium (-Ion) blockiert und Kalzium kann dadurch nicht in die Gehirnzelle einströmen und eine Stimulation der Gehirnzelle findet nicht statt. Die Gehirnzelle ist vor „Stress" geschützt und kann sich regenerieren.

Dadurch findet keine Überstimulation und keine Stress-Situation in der Gehirnzelle stattfinden. Die Gehirnzelle ist durch diesen komplexen feinregulierbaren Mechanismus abgeschirmt.

In der *Abb. 30* zeigt sich deutlich, dass der NMDA-Rezeptor, durch ein Magnesium-Ion (Mg) geblockt ist. Wird das Magnesium durch ein Überangebot von Glutamat aus dem Rezeptor entfernt, kommt es zur Einschleusung von Kalzium (Kalzium-Ionen).

Ein Überangebot an Glutamat führt zu einem ständigen, unphysiologisch erhöhten Einschleusen von Kalzium in die Gehirnzellen und damit zu einer Dauererregung dieser Zellen. Die Gehirnzellen verkalken im wahrsten Sinne des Wortes durch die Überladung mit Kalzium.

Die Dauererregung ist für eine Überbelastung der Gehirnzellen verantwortlich und bedingt ihren Untergang.

In der folgenden Abbildung wird die Wirkung der Glutamat-Stimulation auf dem den NMDA-Rezeptor gezeigt:

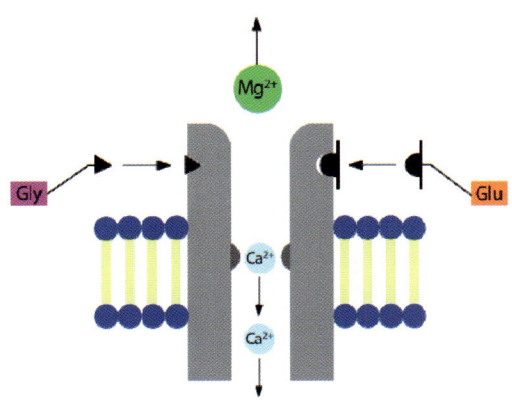

***Abb.31*:Reaktion am NMDA - Rezeptor nach Stimulation mit Glutamat.**

Bei einem Überangebot von Glutamat wird der Magnesiumblock gelöst und Kalzium strömt in die Zelle ein.

Durch ein Überangebot von Glutamat (Glu) und Glycin (Gly) kommt es zum ständigen Einstrom von Kalzium (Ca). Diese Überstimulation versetzt die Zelle in Dauerstress, welcher zur Erschöpfung und zum Untergang der Zelle führen kann.

Bei gestressten Gehirnzellen kann durch medikamentöses Eingreifen die Überstimulation durch Glutamat verhindert werden. Dadurch wird der Rezeptor in der Zelle vor Überlastung durch Kalzium geschützt.
Bei einem Überangebot und durch Dauerstimulation kann es zu Stress-Reaktionen mit Freisetzung von Sauerstoff-Radikalen (O*) und Stickoxid-Radikalen (NO*) kommen.
Ein energetisches Defizit ist die Folge mit Schädigung bis zum Untergang der Zelle. Unter Radikalen versteht man ein freies, nicht gepaartes Elektron, das versucht sich ein weiteres Elektron zu ergreifen und dadurch andere Moleküle verletzen und zerstören kann. Denn es hat sich aus diesen Molekülen ein Elektron angeeignet.
<u>In den letzten 15 Jahren sind keine wirksameren Alzheimer-Präparate entwickelt worden.</u>
Deshalb haben wir es für notwendig gehalten, dass ein neues Therapeutikum auf dem Markt kommen muss. Wir sind der Meinung, dass es von Bedeutung ist früher einzugreifen, so dass es nicht erst zu einer zellulären Schädigung der Gehirnzellen kommt.
Wie die Reaktionen an dem Rezeptor der Gehirnzelle stattfinden wird im Folgenden genauer aufgezeigt.
<u>Wir gehen deshalb auf dem NMDA-Rezeptor so genau ein, weil Denkovital® die Schädigung des Rezeptors verhindert, so dass die Überstimulation überhaupt nicht stattfinden kann.</u>
Denkovital® als Therapeutikum führt einer normalen Funktion des NMDA-Rezeptors, in dem es die Überstimulation bzw. die Fehlstimulation des NMDA-Rezeptors verhindert. Somit ist auch erklärbar, dass durch Denkovital® ein therapeutischer Effekt, das heißt eine Verbesserung des klinischen Befundes, nachweisbar ist.
Belegbar ist dies dadurch, dass das Alzheimer-Toxin signifikant reduziert wird. Der biochemische Nutzen ist somit durch das Therapeutikum bewiesen.
Bei den bisherigen Alzheimer-Therapeutika konnte diese Wirkweise bisher nicht erzielt werden.
In der Abb. 32 wird klar erkennbar, dass das Alzheimer-Toxin, welches den Rezeptor schädigt, zu einer erhöhten Kalzium-Überlastung führt. Durch das Entfernen des Alz-

heimer-Toxins mit Hilfe von Denkovital® ist der Rezeptor geschützt vor der Schädigung des Alzheimer-Toxins, und es kann keine Überlastung der Zelle mit Kalzium stattfinden. Dadurch keine zelluläre Stress-Situation ausgelöst und die Zelle kann sich erholen und stirbt nicht an Erschöpfung durch Überlastung.
Denkovital® ist als Therapeutikum sowohl zur Vorbeugung als auch zur Therapie von Demenz erfolgreich.
Diese bisher eingesetzten Demenzpräparate wirken allein über den NMDA-Rezeptor.

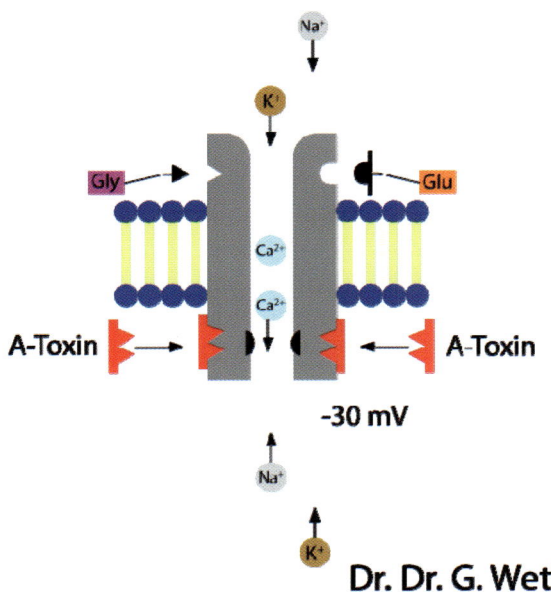

Abb. 32 zeigt die schädigende Wirkung des A-Toxins auf den NMDA-Rezeptor. Die ausgelöste Strukturänderung führt zu einer Schädigung des Rezeptors mit erhöhtem Einstrom von Kalzium. Der ausgelöste zelluläre Stress führt zur Schädigung und zum Schluss zum Untergang der der Gehirnzelle.

Wir haben wir ein neues Therapeutikum zum Einsatz für diese schwer wiegende Erkrankung entwickelt, da Denkovital® das A-Toxin soweit reduziert, dass es keine zellulären Schädigungen mehr aus-führen kann.
Im Folgenden werden die zellulären Zusammenhänge erklärt.

Die Physiologie der Zelle
Wie wir wissen, ist nur ein einziges falsches Nukleotid die Ursache für den erblichen Morbus Alzheimer, selbst wenn über 3 Milliarden Nukleinsäuren in der DNA (Erbanlagen) richtig anein-

andergereiht sind. Um Verständnis für diese komplexen Vorgänge zu wecken, muss stichpunktartig auf die Zellvorgänge (Nahrungsaufnahme, Stoffwechsel, Aufbau und Abbau der Zelle...) eingegangen werden.

Nahrung ist der Treibstoff unseres Körpers

Ohne einen ausreichenden Energiestoffwechsel kann kein Leben erhalten werden. Dafür sind wichtige physiologische Vorgänge notwendig.
Unsere Nahrung besteht aus den drei wichtigen Bestandteilen: Kohlenhydrate (unter anderem Zucker, z.B. Glucose), Fette und Eiweiß als Energielieferanten. Dabei ist Eiweiß, das aus Aminosäuren besteht, essenziell der wichtigste Bestandteil. Der Körper kann einige lebenswichtige Aminosäuren - die man essenziell nennt - nicht selbst herstellen. Sie müssen durch die Nahrung aufgenommen werden. Sie enthalten auch wichtige Vitamine und Co-Enzyme. Ohne die essenziellen Aminosäuren (Fettsäuren) wäre kein menschliches Wesen lebensfähig. Eine vollwertige Ernährung muss vorhanden sein, damit beim Menschen keine Mangelernährung auftritt. Kohlenhydrate können zum großen Teil durch Eiweiß ersetzt werden, aber Eiweiß nur teilweise durch Kohlenhydrate (z.B. Brot). Auf Mineralsalze und Vitamine wird später eingegangen, die ebenfalls für den Stoffwechsel notwendig sind.
Der menschliche Organismus benötigt ca. 1.500 bis 2.500 kcal pro Tag. Diese werden hauptsächlich durch Aufspaltung der Kohlenhydrate gewonnen. Der kleinste Teil der Kohlenhydrate ist die Glukose (Zucker), aus der die energiereichen Phosphate (in den Mitochondrien) gewonnen werden. Diese Energieträger werden „energiereiche Phosphate" genannt, weil sie durch Abspaltung eines Phosphatmoleküls 7 kcal zur Verfügung stellen: Abgekürzt wird der Energieträger ATP genannt. Aus dem Adenosin-Triphosphat (ATP) wird Adenosin-Diphosphat (ADP) gebildet und 7 kcal als Energie freigesetzt.
Die chemische Formel lautet: **ATP → ADP + P + 7 kcal.**

Pro Tag werden in unserem Körper <u>70 Kilogramm ATP</u> gebildet. Diese Leistung übersteigt jede menschliche Vorstellungskraft, da mehr als Billionen x Billionen ATP- Moleküle pro Tag als Energie für den Körper zur Verfügung stehen müssen.

Der Begriff DNA bedeutet Desoxyribonukleinsäure. Das A steht für das englische Wort Acid (=Säure). Sie ist der Träger der (genetischen) Erbanlagen, die auch den Stoffwechsel steuern.

Der Stoffwechsel ist notwendig, um die Energie für den Körper zur Verfügung zu stellen, die wiederum entscheidend für die Gesundheit eines jedes Menschen ist. Ist dieser Energie-Stoffwechsel gestört, dann steht nicht mehr ausreichend Energie für den normalen Zellstoffwechsel zur Verfügung und die Zelle - besonders die Gehirnzelle - wird krank.

Bei jeder Krankheit muss der Energiestoffwechsel wieder **reaktiviert** werden, um die Krankheit zu beheben. Ohne ausreichende Energie kommt es zu einem **chronischen** Krankheitsgeschehen.

Wir wissen heute, dass es auch bei Morbus Alzheimer zu einer mangelnden Bereitstellung von Energie in den Gehirnzellen kommt. Es ist deshalb notwendig, den Gehirn-Stoffwechsel ausreichend mit energiereichen Phosphaten (ATP) zu versorgen.

Es ist bedauerlich, dass bei der Erkrankung an Morbus Alzheimer der Energiestoffwechsel des Körpers, insbesondere der Gehirnzellen, kaum Beachtung findet. Auch Untersuchungen über den mitochondrialen Stoffwechsel werden ausgesprochen selten durchgeführt und publiziert.

Wenn die Mitochondrien voll funktionsfähig sind, steht ausreichend Energie zur Verfügung um den Stoffwechsel im Gehirn aufrecht zu erhalten und um zerebrale Leistungsdefizite zu reduzieren. Deshalb muss sich jeder therapeutische Ansatz an dem Energiestoffwechsel der Mitochondrien ausrichten. Durch unsere Therapie schaffen wir die Möglichkeit, dass die Mitochondrien ausreichend Energie zur Verfügung stellen können.

Bakterien und Viren haben keine Mitochondrien. Sie können deshalb ihre Energie nur gewinnen, indem sie aus Kohlenhydraten durch Gärung ATP bilden. Dieser Energievorgang ist jedoch sehr ineffizient. Während mit Hilfe von Mitochondrien aus einem Zucker-Molekül 38 ATP gebildet werden, sind dies durch Gärung nur 2 ATP. Die 19-fache Glukosemenge ist notwendig, um mit der gleichen Energie den Stoffwechsel aufrechtzuerhalten.

Krebszellen sind zu dieser effektiven Energiegewinnung nicht in der Lage, da sie einen **anaeroben Stoffwechsel** haben. Das erklärt, warum viele Patienten, die an Krebs erkrankt sind, unter Gewichtsabnahme leiden. Aus einem Zuckermolekül entstehen beim anaeroben Stoffwechsel (ohne Sauerstoff) nur 2 ATP und 2 Milchsäuremoleküle, die zusätzlich zu einer Übersäuerung der Zelle führen und dadurch den Stoffwechsel weiter beeinträchtigen.

Eines der entscheidenden Merkmale des Zellstoffwechsels ist der neutrale pH-Wert (7,4). Das bedeutet, der Anteil der sauren und basischen (alkalischen) Bestandteile neutralisiert sich gegenseitig und bildet ein Gleichgewicht. Wir sprechen hier von einem neutralen Säure-Basen-Haushalt, wenn er bei 7,4 liegt.

Übersäuerung kann lebensbedrohend sein

Der Körper ist durch ein klug eingestelltes Puffer-System so weit geschützt, dass die Enzyme, die für den Stoffwechsel verantwortlich sind, optimal arbeiten können. Der Normalwert des Blutes liegt bei 7,38 bis 7,42. Liegt der pH des Blutes unter 7,38, so spricht man von einer Azidose, einer Übersäuerung. Bei einem pH von 6,8 liegt eine Übersäuerung vor und die Körperzellen arbeiten nicht mehr optimal. Hält der Zustand länger an und der Patient wird nicht auf einer Intensivstation behandelt, so tritt schnell der Tod ein. Kann der Blut-pH-Wert neutralisiert werden, dann erholt sich der Patient wieder. Durch eine einfache Substitution mit einem Nahrungsergänzungsmittel wird die Übersäuerung aufgehoben und es kommt wieder zur Erholung des Organismus. So kann mit Hilfe einer günstigen Therapie ein maximaler klinischer Effekt erzielt werden.

In der gegenwärtigen Therapie von Morbus Alzheimer-Patienten finden die oben dargestellten **biochemischen** Zusammenhänge kaum Beachtung.

Vor über 30 Jahren war die Psyche für alles verantwortlich, heute spielen nur die Gene eine entscheidende Rolle. Aber wir können heute das physiologische Gleichgewicht und die biochemischen Zusammenhänge besser verstehen und berücksichtigen, um zu einer sinnvollen Therapie zu finden. Dagegen beginnen wir heute mit einer Therapie erst, *„wenn das Kind in den Brunnen gefallen ist"*, statt vorher die Rahmenbedingungen so zu schaffen, dass die Krankheit vermieden werden kann.

Unser Anliegen ist es, Morbus Alzheimer zu verhindern. Greift man frühzeitig ein, so kommt es zu einer deutlichen Besserung des Stoffwechsels. Dadurch wird eine massive Störung der biochemischen Vorgänge in den Zellen verhindert. Liegen dagegen die Störungen schon lange vor, sei es durch Einschränkung der Mitochondrien oder durch Sauerstoffdefizite, stehen nicht mehr ausreichend energiereiche Phosphate (ATP) als Energieträger zur Verfügung. Ohne Energie kann auch im Gehirn nichts funktionieren.

Wir wissen ganz genau, dass die Gehirnmasse nur 5 Prozent des Körpergewichts ausmacht, aber 20 Prozent des Energiestoffwechsels benötigt. Es muss also ausreichend Energie zur Verfügung stehen und zwar als Glukose, um die Gehirnzellen mit Energie zu versorgen. Diese Versorgung der Gehirnzellen kann nicht durch Fettverbrennung oder durch den Aminosäure-Stoffwechsel aufrechterhalten werden. Diese Erkenntnisse müssen bei einer Therapie berücksichtigt werden.

Die Mitochondrien sind die Kraftwerke der Zellen

Damit der Körper die Energie (Nahrung) verwerten kann, muss sie in für den Körper verwertbare Energieeinheiten umgewandelt werden. Diese Umwandlung wird durch Mitochondrien geleistet. In jeder Gehirnzelle befinden sich ca. 10.000 Mitochondrien. Selbst die leistungsfähige Herzmuskelzelle hat nur 2.000 Mitochondrien.

Ohne Energie ist kein Stoffwechsel in den Zellen möglich. Es muss ausreichend Substrat (Kohlenhydrate, Fette, Eiweiß) als Brennstoff zur Verfügung stehen. So werden, wie oben ausgeführt, aus einem Zuckermolekül 38 ATP in Gegenwart von Sauerstoff gebildet. Jedes ATP liefert 7 kcal.

Wir wissen, dass weitere Energielieferanten notwendig sind, die eine Regulation sowohl in den Blutgefäßen als auch in den Zellen bewirken. Dafür spielen Neurotransmitter eine wichtige Rolle, besonders das NO*-Molekül (= Stickstoffmonoxid-Radikal), das ebenso wie das Alzheimer-Toxin membrandurchgängig ist. In Gegenwart von Sauerstoff wirkt es in pathologisch hoher Konzentration als ein Superoxid toxisch. Liegt jedoch ein Mangel oder Überschuss von NO* vor, so wird der Zellstoffwechsel in seiner Funktion beeinträchtigt.

Das A-Toxin sowie NO* und Sauerstoffradikale sind verantwortlich für die Schädigungen, sowohl in der Membran der Mitochondrien, als auch in der Membran der Zellen.

Da A-Toxin die Zellmembran der Mitochondrien durchdringt, können innerhalb und außerhalb dieser geschädigten Zellmembran wichtige Enzyme, die aus Glucose ATP bilden, geschädigt werden. Dort werden durch die Enzyme in der Zellmembran der Mitochondrien 36 ATP gebildet. 2 ATP entstehen bei der Spaltung des Glukose-Moleküls und 2 Milchsäuremoleküle, so dass 38 ATP pro Zuckermolekül (siehe auch Zitronensäure-Zyklus) entstehen.

In meiner Biochemie-Diplomarbeit, die sich vor 30 Jahren mit der Untersuchung der Mitochondrien befasste, wurde zum ersten Mal das Molekulargewicht der Mitochondrien-DNA bei Eukaryonten (höhere Organismen) bestimmt. Ich konnte herausfinden, dass die Membran dieser Zellorganellen extrem empfindlich ist. Kommt eine toxische Substanz wie aggressive Fettsäuren oder Lösungsmittel oder auch A-Toxin in höherer Konzentration an diese Zellmembran heran, wird die Membranstruktur zerstört.

Der wichtigste Neurotransmitter im Gehirn ist Glutamat. Durch frühzeitiges Therapieren verhindern wir die Schädigung der Zellmembran und der Mitochondrien. **Es ist also ein Gebot der Stunde, nicht erst zu warten bis der Morbus Alzheimer ausgebrochen ist, sondern es muss verhindert werden, dass er überhaupt zum Ausbruch kommt**.

Eine jahrelange chronische Intoxikation mit dem A-Toxin führt zu dieser Membranschädigung der Mitochondrien und der Zellwände mit anschließender Gehirnschädigung. Durch das A-Toxin sind die NMDA-Rezeptoren früher offen, dadurch dringt zu viel Kalzium in die Zellen ein und zerstört diese (*Abb. 31 und Abb. 32*). Außerdem wird das Spannungspotential, welches bei 80 - 100 mV liegt, nicht mehr aufrechterhalten. Dadurch dringen nicht benötigte Substanzen ein und schädigen die Zelle noch zusätzlich.

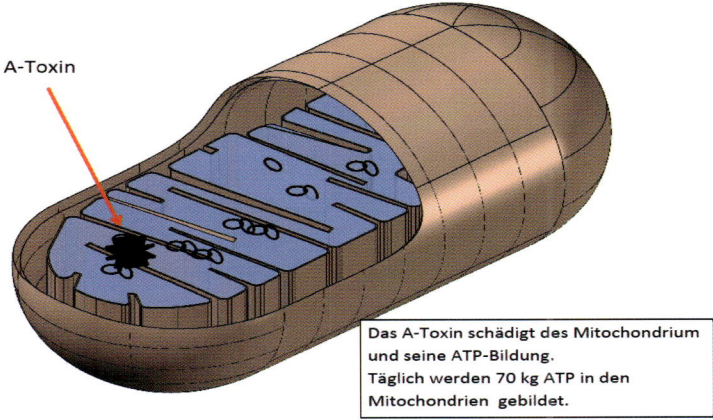

Abb. 33: *Das A-Toxin, welches als ein schwarzer Klecks dargestellt ist, schädigt die Matrix der Mitochondrien und verhindert so die Bildung des ATP. Sind zu wenige Energieeinheiten (1 ATP liefert 7 kcal) vorhanden, kann der Stoffwechsel nicht mehr aufrechterhalten werden. Die Gehirnzelle arbeitet nicht mehr mit voller Leistung und verstirbt schließlich an Energiemangel.*

Jede Zelle hat ein elektrisches Potenzial, das bei 80 - 100 mV liegt. Diese elektrische Ladung schützt jede Zelle vor fremden Substanzen, egal ob es Nahrungsbestandteile sind oder Abbauprodukte. Auch wird dadurch verhindert, dass zu viel Wasser eindringt und die Zelle platzt.
Diese Zusammenhänge machen verständlich, dass der Morbus Alzheimer eine chronische Erkrankung ist, die durch rechtzeitiges Eingreifen vermeidbar wird. Das anfallende Alzheimer-Toxin muss bei der „*Entmüllung der Zelle*" frühzeitig entfernt werden.
Das gelingt am besten, wenn die A-Toxin-Konzentration noch gering ist, da sonst Mitochondrien und die Zellmembran schon geschädigt sind.

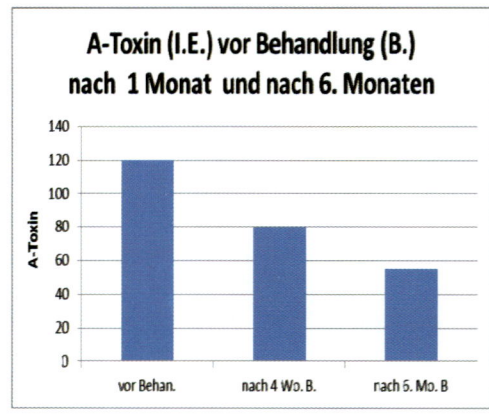

Abb. 34: *A-Toxin-Reduktion unter der Behandlung mit Denkovital® zeigt einen hoch signifikanten Abfall des A-Toxins.*

Der Normalwert des A-Toxins sollte bei Männern den Wert von 60 I.E. nicht überschreiten. Wir können feststellen, dass sich durch die Wirkung von Denkovital® bei jedem Patienten, das A-Toxin reduzierte und normalisierte. Die klinische Besserung war stets nachweisbar.

Erfreuliche Nachrichten für Patienten mit Blutgefäßsklerose

Das von uns entwickelte Nahrungsergänzungsmittel Denkovital® ermöglicht eine Entgiftung der Gehirnzellen und verbessert gleichzeitig den Stoffwechsel. Auch die Blutgefäße werden durch essentielle Vitalstoff-Bestandteile, die das Nahrungsergänzungsmittel enthält, geschützt. Wir konnten nachweisen, dass es bei Patienten zu einer Plaques-Rückbildung in den Blutgefäßen kommt, nachdem wir über ein Jahr Aminosäuren verabreichten.

Bei einigen Patienten fiel uns schon frühzeitig auf, dass sich ihre pektanginösen Beschwerden (durchblutungsbedingte Herzbeschwerden) reduzierten.

Blutgefäße (auch Koronargefäße) werden von Plaques befreit

Ein Manager eines großen Unternehmens hatte wegen pektanginöser Beschwerden zum zweiten Mal eine Koronar-Angiographie. Dabei wurden drei Verengungen (Stenosen) an den Herzkranzgefäßen festgestellt. Zwei dieser Herzkranzgefäß-Verengungen konnten erweitert (dilatiert) werden. Die dritte Verengung ließ sich nicht erweitern, da sie sehr ungünstig in einer Krümmung des Herzkranzblutgefäßes lag. Dem Patient wurde geraten in einem Jahr wieder zu kommen, um die noch nicht behandelte Stelle an den Herzgefäßen erweitern zu lassen.

Als der Patient mir dieses Ergebnis mitteilte, habe ich ihm empfohlen, für ein Jahr Denkovital® einzunehmen. Es dient nicht nur zur Entgiftung, sondern auch zur Verbesserung der Durchblutung. Während dieser Zeit traten keine pektanginösen Beschwerden mehr auf. Als der Patient sich nach einem Jahr erneut zum medizinischen Eingriff betreffs Herzkatheter vorstellte und diese durchgeführt wurde, war die Überraschung der Ärzte groß. Die Verengung in dem Bereich, der zuvor nicht zu dilatieren war, hatte sich selbst erweitert. Weitere Patienten berichteten uns von ähnlichen Untersuchungsergebnissen, dass ihre Blutgefäße von Plaques befreit wurden.

Die von uns substituierten B-Vitamine und die Folsäure sorgen gemeinsam mit den eingesetzten Substanzen für den Schutz der Blutgefäße und können eine Arteriosklerose zurückbilden. Bisher ist das unter keiner Therapie, auch nicht mit Cholesterin-Senkern, bekannt. Viele Patienten vertragen die Cholesterin-Therapie nicht, da ein Mangel an Q10, der bei der Behandlung auftreten kann, erhebliche Nebenwirkungen hat.

Mittlerweile haben wir bei mehreren Patienten, nach über einjähriger Behandlung eine Rückbildung der Plaques in den Blutgefäßen feststellen können. Diese Wirkungsweise haben wir patentrechtlich absichern lassen.

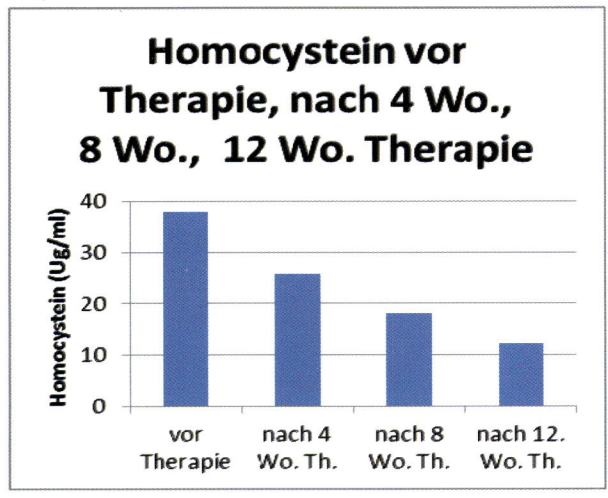

Abb. 35: Homocystein.
Unter der Gabe von Denkovital® wird auch der Homocystein-Spiegel gesenkt. Homocystein ist eine toxische Aminosäure, die Gefäßschäden verursacht und nicht höher als 15 Ug/mm sein sollte.

Wir sind überzeugt, dass unter Denkovital®-Gaben eine Optimierung des Stoffwechsels stattfindet und einem vorzeitigen Altern durch Zelltoxine entgegengewirkt wird. Ein Altern über 120 Lebensjahre hinaus ist auch in ferner Zukunft nicht zu erwarten, da sich die Telomere soweit verkürzt haben, dass die Zelle in die Apoptose (Selbstzerstörung der Zellen) übergeht.

Kommt es zu keiner Apoptose, dann werden die Körperzellen „unsterblich", weil sich die Telomere wieder erneuern. Diesen Vorgang kennen wir bei Karzinompatienten. Bei ihnen werden in den Krebszellen die Telomere verlängert und gehen nicht zugrunde. Überalterung wird durch Krebs erkauft.

Auch bei Patienten die an Krebs, Arteriosklerose oder an Morbus Alzheimer erkrankt sind, lässt sich ein Siechtum vermeiden bzw. mindern, weil die Krankheits-Symptome durch Denkovital® deutlich reduziert werden können.

Wir kennen heute mehrere Medikamente (Substanzgruppen), die eingesetzt werden, um die Alzheimer-Erkrankung am Fortschreiten zu hindern. Bisher ist aber keine Heilung möglich, man kann nur den Verlauf verzögern, weil die Ursache der geschädigten Zell-Membran nicht beeinflusst werden kann.

Unsere Untersuchungen belegen, dass durch rechtzeitiges Eingreifen in den Zellstoffwechsel eine Reduzierung des giftigen Alzheimer-Toxins möglich ist.

Wird dieses A-Toxin rechtzeitig aus den Gehirnzellen eliminiert, kann es keine Membranschädigung an den Gehirnzellen hervorrufen. Die von uns gefundenen Alzheimer-Gifte sind die Ursache für die Schädigung der Zellmembran, sowohl der Mitochondrien als auch weiterer Anteile von Gehirnzellen. Es entsteht ein entzündlicher Prozess, der zur Schädigung der Zellmembran und auch der Rezeptoren führt, die verantwortlich sind für die Aufnahme von Nährstoffen und für die Ausscheidung von toxischen Abbauprodukten des Stoffwechsels. Ein **nicht ausgeschiedenes Toxin** ist die Ursache für die allmähliche Zerstörung der Gehirnzellen.

Unsere Untersuchungen zeigen, dass selbst bei Personen, die unter einem deutlich erhöhten Alzheimer-Toxin leiden, sich der klinische Befund unter Denkovital® wieder besserte. Dies soll an einigen Fall-Beispielen gezeigt werden.

Fallbericht:

Ein Patient mit deutlichen Symptomen des Morbus Alzheimer wird von seiner Frau und Tochter vorgestellt. Der Patient ist Lehrer an einer höheren Schule. Sein besonderes Hobby ist die Musik. In den letzten Jahren haben sich bei diesem Patienten deutliche Gedächtnisstörungen eingestellt, so dass er nicht mehr fähig war Schüler zu unterrichten. Die Ehefrau des Patienten beklagte sich darüber, dass sie kaum etwas unternehmen könnte, da ihr Mann ihr ständig nur hinterher laufe. Er war auch nicht mehr fähig sich selbst zu beschäftigen. Früher hatte er noch Geige gespielt und auch täglich Zeitung gelesen.
Bei der Blutuntersuchung war das Alzheimer-Toxin deutlich erhöht und zwar über 100 Prozent. Zur Überraschung der Angehörigen konnten wir mit Denkovital® bei diesem Patienten eine Rückbildung der zerebralen Symptomatik erzielen. Schon nach 14 Tagen teilte uns die Ehefrau des Patienten mit, dass er jetzt wieder täglich 1 Stunde die Zeitung liest. Er beschäftige sich wieder selbst und läuft der Ehefrau oder seiner Tochter nicht mehr ständig hinterher.
Nach weiteren 14 Tagen begann der Patient wieder Geige zu spielen. Auch ihn selbst erfüllte diese zurückgewonnene Selbständigkeit. Er meinte, das wieder erlangte Selbstwertgefühl und die selbstbestimmte Alltagsgestaltung sind das schönste Erlebnis, das er sich vorstellen könne.
Nach einem weiteren Monat fühlte er sich so gut, dass er wieder Schüler unterrichten konnte. Einer seiner neuen Musikschüler ist Psychologe. Dieser war überrascht, weil ihm die Alzheimer-Krankheit nicht aufgefallen war, da sich das Krankheitsbild bereits nachweislich in wahrnehmbaren Bereichen zurück gebildet hatte.
Die Lebensqualität dieses Patienten konnte erheblich gesteigert und die Leidenslast in der Familie reduziert werden. Nicht nur der Patient ist betroffen, sondern oft leiden die Angehörigen noch stärker als der Patient selbst. Besteht der Morbus Alzheimer längere Zeit, so verspürt der Patient kaum einen Leidensdruck, aber umso größer wird er bei den Angehörigen. Oft stehen Angehörige, die an Morbus Alzheimer erkrankte Patienten

betreuen, unter enormer Stressbelastung und sterben nicht selten **vor** dem Alzheimer-Patienten an einem Herzinfarkt oder an einem Apoplex.

Da die psychische Belastung der Angehörigen durch die Betreuung sehr hoch ist, stehen ihnen einige Wochen Urlaub zu. In dieser Zeit wird das zu betreuende Familienmitglied von der Krankenkasse kurzfristig in ein Betreuungsinstitut eingewiesen.

Weitere Informationen können Sie unter der Homepage www.alzheimer.de oder unter der Homepage des Sozialministeriums des Bundes bzw. auch der Länder erhalten. Auch steht Ihre Krankenkasse bereit für diese Auskunft.

Zusammenfassung von Wirkmechanismen

Wir können mit Denkovital® die Pflegebedürftigkeit deutlich reduzieren. Diese Erkenntnis wird durch eine Kostendämpfung im Sozial- und Gesundheitsbereich zu Einsparungen im Milliardenbereich führen. Viele Patienten können wieder ein selbst bestimmtes Leben führen. Wichtig ist jedoch, dass man bereits beim Auftreten der ersten Symptome rechtzeitig untersucht und nachweist, ob jemand anfällig ist für eine Alzheimer-Erkrankung. Alle Symptome, die beim Morbus Alzheimer viel **später** auftreten, könnten deutlich gemindert oder in Einzelfällen sogar verhindert werden.

Bisher war es mit den herkömmlichen medikamentösen Therapien nicht möglich den Gesundheitszustand zu verbessern. Durch unsere Behandlung, die sich auf die Entdeckung des Alzheimer-Toxins stützt, können wir gezielter vorgehen. Die durch das A-Toxin ausgelöste Entzün-dungsreaktion an der Zellmembran wird dadurch verhindert.

Fallbericht Patientin G.

Eine 70-jährige Frau soll laut Angaben der Tochter, die Ärztin ist, an Morbus Alzheimer erkrankt sein. Die Kollegin kam mit ihrer Mutter in meine Sprechstunde. Die Tochter teilte mir mit, dass ihre Mutter sehr umtriebig wäre, besonders in der Nacht schläft sie kaum und steht ständig auf. Sie habe, wie die Tochter es ausdrückte, einen „Wegwerf-Fimmel". Ihre Mutter entsor-

ge nahezu alles in den Mülleimer, z.B. ein abgelegtes Buch auf dem Tisch.
Das Gesamtbild der Patientin erschien mir nicht besonders auffällig. Sie war freundlich, einem zugewandt und reagierte auf Ansprache sofort und adäquat. Die Tochter bat mich trotzdem, unbedingt bei ihrer Mutter das Blut auf A-Toxin zu untersuchen. Überraschenderweise war der Wert doppelt so hoch, wie er hätte sein dürfen. Bereits 14 Tage nach den empfohlenen Denkovital®-Gaben, teilte mir die Patientin mit, dass sie jetzt wieder schlafen könne. Laut Angaben der Tochter sei ihre Mutter nicht mehr „sonderbar", auch habe sich ihr persönliches Verhältnis deutlich gebessert. Nach der 14-tägigen Kontrolle gab die Mutter an, dass sie das Gefühl habe, nicht mehr so vergesslich zu sein. Wir prüften erneut ihr Blut auf das A-Toxin. Der A-Toxin-Wert war um 30 % gesunken. Nach weiteren acht Wochen der Therapie hatte ich ein Gespräch mit der Tochter. Sie sagte, sie kommuniziere jetzt wieder sehr gut mit ihrer Mutter und deren psychische Auffälligkeit, wie das Wegwerfen von allen möglichen Gegenständen, sei nicht mehr vorhanden. Wir haben deshalb die Patientin ein weiteres Vierteljahr mit Denkovital® verordnet. Nach zwölf Wochen war das so genannte A-Toxin wieder im Normbereich. Nachdem nach weiteren vier Monaten noch immer ein normaler Blutwert nachzuweisen war, haben wir das Nahrungsergänzungsmittel abgesetzt.
Ein Jahr nach der ersten Behandlung und nach über 6 Monaten Denkovital®-Pause traten die geschilderten Symptome vermindert wieder auf, so dass wir erneut Denkovital® einsetzten. Auch jetzt stellte sich wieder eine deutliche Besserung innerhalb von 8 Tagen ein. Dieser Fall zeigt, dass das A-Toxin bei erneuter Auffälligkeit in regelmäßigen Zeitabständen überprüft werden sollte, um einen pathologischen Anstieg auszuschließen.
Unsere Untersuchungen belegen, dass es sich bei der **nicht erblichen** Alzheimer-Erkrankung um eine Stoffwechselstörung handelt, die durch das in den Zellen vorhandene, nicht ausgeschiedene A-Toxin hervorgerufen wird. Erfreulicherweise bleibt trotz der Erkrankung das Diffusionsgleichgewicht zwischen den Zellen und dem Blut-Plasma erhalten, so dass es möglich ist, den Laborparameter im Blut und nicht in der Liquor-Flüssigkeit

des Rückenmarks zu bestimmen. Das erleichtert die frühzeitige Diagnose erheblich und ist auch aus der Sicht der Kosten-Nutzen-Relation besonders günstig.

Heute gibt es ein diagnostisches Verfahren, das aus der Spinalflüssigkeit des Rückenmarks die Eiweißprodukte (Amyloide) untersucht. Die Ergebnisse liefern keine sichere Frühdiagnose und sind auch nicht sicher aussagefähig. Außerdem ist die Untersuchung mit Risiken behaftet.

Mit *bildgebenden Verfahren,* ob Kernspin (MRT), Computertomographie (CT) oder PET (Positionen Emissionen-Tomographie) können Alzheimer-Erkrankungen nicht **frühzeitig** erkannt werden. Der von uns entwickelte Bluttest zur Feststellung des A-Toxins ist mit 15 € im Vergleich zu den technisch aufwendigen und im Frühstadium unwirksamen Untersuchungsverfahren um das Zehn- bis Hundertfache günstiger.

Mit diesem Testverfahren besteht die Möglichkeit frühzeitig einzugreifen und - falls notwendig - die entsprechende Therapie anzuordnen.

Der Vorteil des Bluttests besteht darin, dass das A-Toxin mit Hilfe einer einfachen labortechnischen Untersuchung schon in im Frühstadium der Alzheimer-Erkrankung nachgewiesen werden kann. Bisherige Therapieverfahren mit herkömmlichen Medikamenten sind nicht in der Lage, eine deutliche klinische Befundbesserung zu erzielen. Man kann bestenfalls einen zerebralen Leistungsabfall verzögern. Mit Denkovital® können wir die Erkrankung nicht nur aufhalten, sondern deutlich reduzieren und in einigen Fällen sogar den Normalzustand wiederherstellen. Die typische, physiologische Alterssymptomatik wird natürlich nicht wesentlich beeinflusst, die bei jedem Patienten als normaler Alterungsprozess auftritt. Denkovital® ist kein Verjüngungspräparat, sondern ein Nahrungsergänzungsmittel, das Defizite ausgleicht, die durch Störungen des Zellstoffwechsels entstanden sind.

<u>Alle Angehörige berichten uns, dass sich die körperlichen Bewegungseinschränkungen der Betroffenen ebenfalls gebessert haben.</u>

Unsere dokumentierten Fallbeispiele zeigen die gleiche Symptomatik: die beginnende zerebrale Leistungsminderung manifestiert sich in Gedächtnisstörungen, psychischer Auffälligkeit,

Stressintoleranz und aggressivem Verhalten. In jedem Krankheitsfall wurde ein erhöhter Blutwert des A-Toxins festgestellt. Durch Denkovital® konnten beginnende Krankheits-symptome erfolgreich behandelt und verzögert werden.

Allgemeine Empfehlungen für die Erhaltung der zerebralen Leistungsfähigkeit

Ein wichtiger Faktor ist eine ausreichende Flüssigkeitszufuhr. Durch regelmäßiges Trinken von Wasser, Tee oder Kaffee kommt es zum verstärkten Ausscheiden toxischer Substanzen.
Es ist erwiesen, dass eine ausreichende Ernährung mit hochwertigem Eiweiß sinnvoll ist, weil das Eiweiß die giftigen Bestandteile, die beim Stoffwechsel entstehen, entsorgen kann. Außerdem müssen essenzielle Fettsäuren zugeführt werden, die für den Schutz der Zellmembran notwendig sind. Der Vitamin-Spiegel war bei allen unseren Alzheimer-Patienten unterhalb des Normbereichs. Auch liegt eine Mangelversorgung der B-Vitamine und Folsäure vor. Wir haben hier deshalb eine entsprechende Substitution vorgenommen, um eine Vorsorge bei der **vaskulären Demenz (VD)** zu treffen.
Diese Vitamin-Substitution verzögert ebenfalls die zerebrale Leistungs-minderung, wenn sie sie nicht sogar verhindert. Als ich diese Ergebnisse auf einem Geriatrie-Kongress vortrug, hat dies niemanden interessiert.

Unsere Ernährung sollte überdacht werden.

Heute ist es möglich, Eiweißprodukte in unterschiedlichen Variationen zu bekommen. Man sollte jedoch darauf achten, **nur unveränderte Eiweißprodukte zu sich zu nehmen**. Es ist erstaunlich, dass fast alle Bioprodukte fettreduziert sind, die man in einem Supermarkt einkauft. Können Sie keinen Quark mit 40 % Fett in Bioprodukt-Qualität erhalten, sollten Sie auf „Bioqualität" verzichten. Durch die Bearbeitung, d.h. Entrahmung von Milchprodukten, geht ein hoher Anteil an Vitaminen verloren. Diese sind jedoch notwendig, um Entzündungsvorgänge, besonders in den Gehirnzellen, zu reduzieren. Durch die Entrahmung (Entfettung) wird das Vitamin D, das für den Stoffwechsel sehr wichtig ist, ebenfalls entfernt. Außerdem tritt durch den 40 %-igen Quark früher eine Sättigung ein, zudem wird das Geschmacksempfinden gesteigert. Wir konnten oft eine Gewichtsreduktion anstatt einer Gewichtszunahme feststellen. Durch die bessere Lebensmittelqualität erhält man zusätzlich einen entzündungshemmenden Effekt.

Das Problem der heutigen Überernährung (Adipositas) ist nicht der hohe Anteil an natürlichen Fetten, sondern an den (verarbeiteten) Trans-Fetten, die so in der Natur nicht vor-kommen, aber zu einem erhöhten Verzehr von Kohlenhydraten führen. Der erhöhte Anteil von Kohlenhydraten, inklusive Zucker, lässt reduziert und verzögert ein Sättigungsgefühl aufkommen und verführt uns dazu, ständig größere Mengen von Kohlenhydraten aufzunehmen. Durch die Umstellung auf natürliche Milchprodukte (auch Butter) wird nicht nur ein früheres Sättigungsgefühl erzielt, sondern wir kehren wieder zu einer natürlichen, gesund erhaltenden Ernährung zurück.

Natürliche Fette (Fettsäuren) führen zu einer Geschmacksverbesserung. Man behält die Nahrung unbewusst, durch das Genießen länger im Mund. Die Verdauung wird verbessert durch die längere Durchmischung der Nahrung mit Speichel und seinen Verdauungsenzymen. Der wichtigste Effekt ist jedoch, dass der Sättigungseffekt früher eintritt, was zu einer geringeren Nahrungsaufnahme führt. Die Folge ist daher immer eine Gewichtsreduktion mit einem höheren Nahrungsmittelgenuss.

Bei allen Alzheimer-Patienten haben wir einen Vitamin D-Mangel festgestellt.

Von über 200 untersuchten Patienten haben wir den Vitamin D-Spiegel untersucht.

Die Ergebnisse habe ich auf dem Deutschen Geriatrie- Kongress vorgetragen, aber es hat auch hier niemanden interessiert, obwohl nur bei 2 % der Patienten der Vitaminspiegel im Normbereich war. Da bei 98 % der Alzheimer-Patienten ein Vitaminmangel vorlag, haben wir das Denkovital® mit der doppelten Tagesdosis von Vitamin D ausgestattet.

Wir sind der Meinung, dass die von der Deutschen Gesellschaft vorgeschlagene Dosis der Vitamine D und auch C zu niedrig angesetzt ist.

Auch bei Krebspatienten führte die Reduktion von Kohlenhydraten und Einfachzucker (Glucose) dazu, dass das Fortschreiten des Krebses verlangsamt wird, da Krebszellen sich nur von Kohlenhydraten ernähren. Sie benötigen permanent Zucker, um ihren Stoffwechsel aufrecht zu erhalten. Fette und Aminosäuren als Nahrungsangebot können Krebszellen nicht nutzen. Sie hungern quasi aus. Mit Hilfe unserer Ernährung können wir tatsächlich Vorsorge betreiben.

Die Wirksamkeit von Denkovital®.

a.) Der Blutzucker wird ausgeglichener bei Patienten, die zuvor einen stark schwankenden Blutzucker (Blutzuckerspitzen) hatten.

Denkovital® enthält wichtige Vitamin- und Eiweißbestandteile, die den Blut-Glucose-Spiegel normalisieren können, der durch starke Schwankungen eine Schädigung der Blutgefäße verursacht. Durch diesen verbesserten Stoffwechsel kann der HbA1-Wert gesenkt werden, der als Messwert aufzeigt, ob der Blutzucker über Wochen richtig eingestellt ist.
Mit der Einnahme von Denkovital® können die täglichen hohen Schwankungen ausgeglichen werden, was zur Senkung von HbA1 führen kann. Natürlich muss die täglich verordnete Insulin-Dosis an den Blutspiegel angepasst werden.
Wie bereits erwähnt, macht die Gehirnsubstanz nur 5 % des Körpergewichts aus, benötigt jedoch 20 % des Blutzuckers. Der Energie-Umsatz im Gehirn ist also viermal höher als im übrigen Körper. Dieses Wissen nutzen wir, indem wir den Patienten Denkovital® geben, um von seiner Blutzucker normalisierenden Wirkung zu profitieren.
Diese Blutzucker senkende Wirkung beruht nicht nur darauf, dass Glukose mit Hilfe von Insulin in die Zellen eingeschleust wird, sondern auch darauf, dass in den Gehirnzellen ein erhöhter Blutzuckerspiegel zur Verfügung gestellt wird. Um Gehirnzellen ausreichend mit Energie zu versorgen ist Glucose absolut notwendig. Sie ist der alleinige Energieträger im Gehirn und nur geringe Anteile von Glykogen, eine gespeicherte Form von

Glukose, steht für wenige Minuten als Energieträger-Reserve zur Verfügung.

b.) Keine Nebenwirkungen bekannt.

In unseren Untersuchungen stellten wir fest, dass bei der Denkovital®-Einnahme keine Nebenwirkungen auftraten.
Die bisher bekannten Alzheimer-Medikamente können Nebenwirkungen, wie Übelkeit, Erbrechen, Durchfall, Gewichtsverlust, Schwindel, Appetitlosigkeit, Kopfschmerzen, Asthenie und Schlafstörungen verursachen.
In einer Tabelle eines Pharma-Unternehmens werden die Nebenwirkungen aufgezählt. Sie sind jedoch nicht immer von Bedeutung, tragen aber zur Therapiesicherheit bei.

c.) Verbesserung der Denkfähigkeit.

Denkovital® wirkt auf den Protein- (Eiweiß) und Glukose-Stoffwechsel. Dadurch kommt es zu einer Verbesserung der kognitiven Fähigkeiten, insbesondere der Alltagskompetenz. Durch die Einnahme des Nahrungsergänzungsmittels Denkovital® fühlt sich der Patient insgesamt wohler. Der klinische Gesamteindruck, den der Patient macht, ist in jedem Fall positiv. In keinem einzigen Fall konnten wir eine Unverträglichkeit oder eine Ablehnung durch den Patienten feststellen.
Dieses Präparat, das als Nahrungsergänzungsmittel angeboten wird, kann ein frühzeitiges Ausbrechen von Morbus Alzheimer abwenden.

d.) Denkovital® kann gegen Alzheimer-Erkrankungen vorbeugen.

Wenn herkömmliche Alzheimer-Präparate verabreicht werden und es trotzdem zu keiner nennenswerten Symptomverbesserung kommt, dann raten wir Denkovital® als Ergänzungsmittel zu geben. Diese zusätzliche Einnahme ist sinnvoll, auch bei ausreichender Wirkung der bekannten Alzheimer-Präparate.

Denkovital® greift in den Gehirnstoffwechsel ein bevor das Alzheimer-Toxin die Zellmembran schädigt, in der die Rezeptoren (NMDA-R. und andere) für die Weiterverarbeitung der Nervenimpulse verantwortlich sind. Durch den Schutz der Zellmembran wird auch das überschießende Einströmen des Stress auslösenden Kalziums verhindert.

e.) Das klinische Bild bei Morbus Parkinson

Morbus Parkinson ist eine neuropathologische Erkrankung, bei der es in bestimmten Bereichen des Gehirns zum Untergang von Nervenzellen kommt. Bei einem Verlust von über 60 % der Gehirnzellen im Striatum (mittlerer Gehirnabschnitt) tritt Morbus Parkinson auf.

Morbus Parkinson ist gekennzeichnet durch typische motorische Symptome, wie Ruhetremor (feinschlägige Bewegungen der Extremitäten), Muskel-Rigor (Muskelstarre), Bradykinese (langsame Bewegungen) und Haltungs-instabilität.

Die neuropsychiatrischen Störungen sind Depression, psychotische Symptome und Demenz. Sie sind zu Beginn der Erkrankung selten. Dabei zeigt sich eine deutliche altersabhängige Symptomatik. Die Demenz kommt bei Parkinson-Patienten ungefähr siebenmal häufiger vor als bei der Normalbevölkerung.

Unsere Untersuchungen zeigen, dass sich sowohl die klinische Symptomatik als auch die neuropsychiatrische Symptomatik deutlich bessern. Die Aufmerksamkeit (Vigilanz) nimmt zu und die depressive Symptomatik nimmt ab. Man erzielt eine Stabilisierung bzw. Rückbildung der Parkinson-Symptomatik sowie ein deutliches Hinauszögern von Begleitsymptomen, wie zerebrale Leistungseinschränkungen. Unsere Untersuchungen belegen, dass neben den Parkinson-Medikamenten zusätzlich Denkovital® verabreicht werden sollte.

Das cholinerge Defizit bei Morbus Parkinson

Morbus Parkinson ist durch die Ausbreitung der Lewy-Körperchen (kugelige Gebilde in den Gliazellen) vom Hirnstamm in das limbische System und in den Kortex gekennzeichnet. Wie bei der Parkinson-Demenz findet sich auch bei der Alzheimer-Demenz eine Störung des cholinergen Systems. Beide Erkrankungen weisen einen Mangel an Acetylcholin auf. Deshalb werden auch bei beiden Krankheiten Cholinesterase-Hemmer (Rivastigmin) verabreicht, die die wichtigen Neurotransmitter im Gehirn beeinflussen.
Da Denkovital® die Zellmembran und Rezeptoren schützt, kommt es zu keiner Zerstörung der an der Zellmembran enthaltenen Acetylcholin-Rezeptoren. Deshalb wird auch bei diesen Patienten zusätzlich Denkovital® empfohlen.
Alle unsere durchgeführten klinischen Untersuchungen ließen erkennen, dass sich die Krankheitssymptome deutlich zurückbildeten oder zumindest auffallend verzögerten.

f.) Optische Halluzinationen.

Optische Halluzinationen sind eine besondere klinische Symptomatik, die bei Morbus Alzheimer allerdings selten auftritt. Sie ist sowohl für den Patienten als auch für die Angehörigen und Pflegekräfte extrem belastend. Die Patienten leiden unter optischen Halluzinationen, wie sie auch von psychiatrischen Erkrankungen (Schizophrenie) bekannt sind. Es ist für die Angehörigen erschütternd und beängstigend, wenn sie dies zum ersten Mal erleben. Die Patienten berichten z.B., dass sie bestohlen wurden oder sie sehen Personen, die aus dem Fernseher heraus kommen und im Zimmer umher laufen. Früher therapierte man diese Symptomatik mit einem Neuroleptikum, wie bei der Schizophrenie. Man erkannte aber bald, dass die optischen Halluzinationen durch die Therapie noch verstärkt wurden.
Die Ursache liegt nicht in der übersteigerten Reaktion gewisser Gehirnzellen, deren Funktion gedämpft werden sollte, sondern am Mangel von Cholin. Wird dieser Mangel ausgeglichen, kann eine deutliche Leidminderung erzielt werden, die nicht nur den Patienten von seinen qualvollen Leiden entlastet. Besonders

für die pflegenden Personen ist es wichtig zu wissen, dass durch eine einfache, nebenwirkungsfreie Verabreichung des Nahrungsergänzungsmittels Denkovital® eine Besserung herbeigeführt werden kann. Es beruhigt die Angehörigen in der Regel, wenn sie wissen, dass nur **ein** Neurotransmitter die Ursache für diese oft beängstigende Symptomatik ist.

Man wird in diesem Zusammenhang als Arzt oft mit der Frage konfrontiert: *„Leidet meine zu betreuende Person neben Alzheimer auch noch an Schizophrenie?"* In fast allen Fällen reduzieren sich die Probleme durch die Gabe von Cholin sofort deutlich.

Zudem konnte bewiesen werden, dass die Erkrankung an Morbus Alzheimer stark abgeschwächt werden kann. Falls das nicht gelingt, wird die Schwere der Erkrankung aber bis weit an das Ende des Lebens verschoben.

Das im Bluttest nachweisbare A-Toxin ist dafür verantwortlich, dass es zur Schädigung der Mitochondrien und der Zellmembran kommt. Die in den Zellwänden verankerten Rezeptoren, die für das Ansprechen der Neurotransmitter verantwortlich sind, werden in ihrer Funktion beeinträchtigt, während die zuführenden Blutgefäße vom Alzheimer-Toxin nicht geschädigt werden.

Zusammenfassung der Wirksamkeit

1. Alle Untersuchungen belegen, dass eine frühzeitige Entgiftung einfach, kostengünstig und nebenwirkungsfrei durch Denkovital® erreicht werden kann.
2. Die Einnahme von Denkovital® sollte deshalb frühzeitig beginnen, weil sich klinisch nicht nur eine Stabilisierung der Erkrankung erzielen lässt, sondern sogar eine Rückbildung der für Morbus Alzheimer typischen Symptome.
3. Unter den hochbetagten, hundertjährigen Patienten unserer Klinik waren deutlich weniger Demenzerkrankte zu finden als in der Durchschnittsbevölkerung dieser Altersgruppe.
4. Das Problem der Alters-Demenz, welches zur Zeit noch bei den Achtzigjährigen besteht, von denen 30 % an Morbus Alzheimer leiden, wird in Zukunft nicht mehr in dem Ausmaß zu finden sein. Sobald sich Denkovital® als Nahrungsergän-

zungsmittel etabliert hat, wird die Zahl der 80-jährigen, die gegenwärtig an Alzheimer leidet (30 %), deutlich zurück gehen.
5. Wie alle wissen, kommt eine weitere Kostenexplosion im Gesundheitswesen auf uns zu, weil neue technische Behandlungsmöglichkeiten entwickelt werden. Die Pflegekosten für Alzheimer-Patienten, die auf Grund ihrer Urin- und Stuhlinkontinenz rund um die Uhr gepflegt werden müssen, sind deutlich angestiegen. Pflegebedürftige Menschen können trotz eingeschränkter, zerebraler Leistungsfähigkeit gewisse Aktivitäten des täglichen Lebens noch selbst in die Hand nehmen, aber Demenzkranke sind bei nahezu allen Alltagstätigkeiten auf die Unterstützung durch Pflegekräfte angewiesen.
6. Unter der Therapie von Denkovital® konnten sogar bettlägerige Patienten reaktiviert werden.
7. Die Kosteneinsparungen wären in Zukunft enorm, wenn man bedenkt, dass alte Patienten ihr Leben teilweise wieder selbst gestalten können.
8. Noch nie ist im Alter eine derartige Lebensqualitätssteigerung erzielt worden.
9. Unter Denkovital® werden Sauerstoff-Radikale wie NO-Radikale so moduliert, dass toxische Radikale in Grenzen gehalten werden.

Ausblick:

Es ist zu erwarten, dass ein diagnostisches Verfahren, das einfach durchführbar ist und etwa 15 € kostet, mit Kritik überschüttet werden wird. Zurzeit wird noch immer darauf abgezielt, teure, aufwendige und kostenintensive Verfahren anzuwenden, um alte Strukturen zu erhalten.
Stellen Sie sich vor, dass man ca. 10 Jahre im Voraus mit einem einfachen Testverfahren erkennen kann, ob sich toxische Substanzen in Ihrem Gehirn anreichern und sie gegebenenfalls mit einem Präparat, das pro Kapsel unter € 0,50 kostet, vorbeugend eingreifen können. Die Einführung wird auf vehementen Widerstand stoßen. Neuerungen werden, je teurer sie sind, umso besser akzeptiert. Die entsprechende Lobby wird auf

Grund der hohen Geldeinnahmen dafür sorgen, dass diese teuren Verfahren in den Medien positiv dargestellt werden. Dass die finanziellen Ressourcen für den Staat jedoch überdurchschnittlich belastet werden, interessiert niemanden.

Situation im Ausland

In Frankreich wird pro verkauftes Medikament in der Apotheke ein gewisser Prozentsatz aufgeschlagen, um Rücklagen für die in späteren Jahren zu erwartenden Pflegekosten für Alzheimer-Patienten zu schaffen. Wann werden in unserem Land ähnliche Maßnahmen ergriffen?

Demenz und Morbus Alzheimer sind ein Energiedefizit-Problem

Der Morbus Alzheimer ist „ein Energieproblem", das nur durch die Aufrechterhaltung der Mitochondrien und durch Entgiftung vom Alzheimer-Toxin gelöst werden kann. Unsere Ergebnisse zeigen, dass eine kausale Therapie möglich und erfolgreich ist.
Energie ist immer notwendig um Körperzellen, insbesondere Nervenzellen und Gehirnnervenzellen (Neuronen), vor nicht benötigten Substanzen zu schützen. Nur wenn die Zelle mit dem richtigen „Schlüssel" (Neurotransmitter / Hormon) geöffnet wird, kommt es zu einem Einstrom von Elektrolyten, wie den Mineralien Kalium, Natrium sowie Kohlenhydraten, Aminosäuren und Fetten. Aus diesen Nahrungsbestandteilen wird in den Mitochondrien Energie gewonnen.
Sind die Neurotransmitter erhöht, kommt es zu einer überschießenden Einfuhr von Elektrolyten, daraus resultierend kommt es zu einer Überlastung durch das Kalzium. Die Überlastung der Zelle mit Kalzium führt zu einer Stresssituation in der Zelle. Diese ist für die erhöhten freien Radikalen verantwortlich, die zusätzlich toxische Zellschäden auslösen und die Mitochondrien, unsere Energiefabriken, schädigen.
Der NMDA-Rezeptor spielt bei der Morbus Alzheimer-Erkrankung die Hauptrolle. Sowohl die Kalzium-Überlastung, als auch die daraus folgende NO-Freisetzung sind beide Stress-Auslöser.

Untersuchungen an Patienten mit ausgeprägten Symptomen von Morbus Alzheimer zeigen, dass das A-Toxin nur geringfügig über dem Normalwert liegt oder sich sogar noch im Normalbereich befindet. Das liegt daran, dass diese Patienten oft mangelernährt sind und auf Grund ihrer Bewegungsarmut zusätzlich einen katabolen Stoffwechsel haben. Deshalb sollte die Ernährung umgestellt werden, um zu einer ausreichenden Versorgung mit Kalzium, Vitamin D und löslichen Fetten zu kommen. Es sollte der geschmacklich bessere Quark mit 40 % Fettgehalt verwendet werden, anstelle von Magerquark. Außerdem ist eine Ernährung mit natürlichen Fetten besser verträglich. Es ist erstaunlich, dass in Lebensmittelgeschäften kaum ein Quark in Bioqualität mit 40 % Fettanteil erhältlich ist. Dagegen werden Milchprodukte, denen die natürlichen Fette entzogen wurden, in vielen Formen angeboten. Es ist paradox, wenn auf den entrahmten Milchprodukten das Prädikat „Bio" steht, obwohl ihnen eines der gesund machenden Anteile dieses Produktes, das Vitamin D, entzogen wurde. Vitamin D weist hohe immunsteigernde Effekte auf. Dafür verabreicht man Kalzium als Medikament, damit die gesunden Zellen noch weiter mit Kalzium überlagert werden. Statt einen appetitlichen Quark zu essen oder auch andere Milchprodukte, die den natürlichen Fettgehalt und das natürliche Vitamin noch enthalten, wählt man bearbeitete Milchprodukte. Diesen Produkten wurden wichtige Nahrungsbestandteile entzogen. Butter, die einen hohen Anteil an natürlichem Vitamin D besitzt, wird als Fettlieferant in Misskredit gebracht. Man sollte erkennen, dass alles was den natürlichen Zustand beseitigt nicht die Qualität bringt, die man von biologischen Lebensmitteln erwartet.

Würden wir uns wieder auf eine natürliche Ernährungsweise besinnen, wären mit Sicherheit weniger Krankheiten in unserer Gesellschaft vorhanden.

Es ist paradox, dass man zunächst den besten Grundnahrungsmitteln durch industrielle Maßnahmen das fettlösliche Vitamin D zusammen mit den Nahrungsfetten entzieht, um dann erneut bearbeitete Fette mit Vitamin D hinzuzugeben, damit Vitamin D resorbiert werden kann.

Der Geschmack natürlicher Lebensmittel ist deutlich besser, wenn er nicht industriell bearbeitet ist. Dann benötigt man auch keine Geschmacksverstärker, damit die Nahrung wieder einen ursprünglichen, appetitlichen Geschmack besitzen.

Es wäre zu prüfen, ob die Umstellung auf natürliche Produkte nicht dazu führt, dass eine bessere Gesunderhaltung der Bevölkerung garantiert und die Gesundheitskosten erheblich gesenkt würden.

Vitamin B und Folsäure

Die Wirkung und der Bedarf an B-Vitaminen und Folsäure kann in jedem Lehrbuch nachgelesen werden. Da sie aber bei der Behandlung von Morbus Alzheimer wichtig sind, sollen sie kurz dargestellt werden.

Vitamin B_1 (Thiamin oder **Aneurin)** ist ein wasserlösliches Vitamin aus dem B-Komplex von schwachem, aber charakteristischem Geruch. Es ist insbesondere für die Funktion des Nervensystems unentbehrlich. Wird das Vitamin B_1 für ca. 14 Tage dem Körper nicht zugeführt, so sind die Reserven zu 50 % aufgebraucht. Es wird im „landläufigen" Sprachgebrauch auch *Stimmungsvitamin* genannt.

Vitamin B_1 wird im Darm über die **Thiamintransporter** 1 und 2 aufgenommen. Es existieren seltene erbliche Mangelkrankheiten dieser Proteine, die aber durch deren gegenseitige Redundanz in keinem Fall zu Thiamin-Mangel führen. Vor Reisen in tropische und subtropische Gebiete, empfehle ich häufig die Thiamin-Zufuhr als Abwehr gegen Moskitos, da die Mücken den Geruch meiden. Solange ich meine Beobachtungen durchführte, konnte eine gute Schutzwirkung erzielt werden, wenn die Dosis von Vitamin B_1 über 200 mg/täglich lag.

Vitamin B_1-Verluste in Nahrungsmitteln

Thiamin ist hitzeempfindlich, es wird durch Kochen zu ca. 40 % zerstört, da es wasserlöslich ist. In rohem Fisch ist das Enzym Thiaminase enthalten, das das Thiamin abbaut und somit vernichtet. Patienten mit einem Alkohol-Delir sollten stets Vitamin B_1 in hoher Dosis bekommen, um eine Demenz zu verhindern.

Patienten die im Delirium mindestens 500 mg/tgl. bekamen, hatten nahezu keine dementiellen Symptome.

Symptome bei Mangel von B-Vitaminen:
- Störungen des Kohlenhydratstoffwechsels und Nervensystems (u. a. Polyneuropathie)
- Reizbarkeit und Depressionen
- Müdigkeit, Sehstörungen, Appetitlosigkeit, Konzentrationsschwäche, Muskelatrophie
- Blutarmut (Anämie)
- häufige Kopfschmerzen
- Gedächtnisstörungen, Verwirrungszustände
- Herzversagen, Ödeme, Tachykardie, niedriger Blutdruck, Kurzatmigkeit (Dyspnoe)
- verringerte Produktion von Antikörpern bei Infektionen
- gestörte Energieproduktion
- schwache Muskulatur (besonders die Wadenmuskulatur)
- Krankheiten: Beriberi, Wernicke-Enzephalopathie, Strachan- Syndrom

Risikofaktor: Homocystein, eine toxische Aminosäure

Homocystein ist eine in der Nahrung nicht vorkommende Aminosäure und ein körpereigenes Stoffwechselprodukt, das beim Abbau von Eiweiß aus den einfachsten Eiweißbausteinen, den so genannten Aminosäuren, entsteht. Homocystein bildet sich im Eiweißstoffwechsel aus der essenziellen (lebensnotwendigen) Aminosäure Methionin. Das unerwünschte, weil giftige Zwischenprodukt Homocystein wird bei Gesunden bei ausreichender Versorgung mit Vitamin B_6 , Folsäure und Vitamin B_{12} rasch in die Aminosäure Cystein umgewandelt und weiter verstoffwechselt.

Erhöhte Homocysteinwerte im Blut, die so genannte Hyperhomocysteinämie, schädigen vor allem die Blutgefäße im Gehirn und am Herzen.

Diese toxische (giftige) Aminosäure reizt die Innenwand der Blutgefäße und ist somit mitverantwortlich für die Arteriosklerose der Blutgefäße.
Zudem werden immer weitreichendere Auswirkungen des erhöhten Homocysteinspiegels erkennbar. Diskutiert wird beispielsweise eine Beteiligung an der Demenzkrankheit Morbus Alzheimer und am Morbus Parkinson, weil Homocystein in Konkurrenz mit erregenden Botenstoffen bestimmte Andockstellen (Rezeptoren) im Gehirn unwiederbringlich schädigt.

Der Homocysteinspiegel kann im Blut unter verschiedenen Bedingungen ansteigen, dazu gehören:
- Erbliche Veranlagung
- Unterversorgung mit B-Vitaminen
- Nierenversagen (Normalisierung bei Dialysebehandlung)
- Schilddrüsenunterfunktion (Hypothyreose)
- Blutarmut durch Vitamin-B_{12}-Mangel (perniziöse Anämie)
- Bösartige Tumore: Brust, Eierstock, Bauchspeicheldrüse, lymphoblastische Leukämien
- Medikamente, wie Methotrexat (Zytostatikum), Phenytoin (gegen Krampfanfälle), Theophyllin (Asthmamittel)
- Tabakrauch

B-Vitamine und ihre Bedeutung für das Homocystein.
Vitamin B_6, Folsäure und Vitamin B_{12} erfüllen verschiedene Aufgaben im Eiweißstoffwechsel und sind daher für den Homocysteinspiegel im Blut von Bedeutung.

Folsäure
ist unter anderem zuständig für die Übertragung von Methylgruppen bei der Rückumwandlung von Homocystein in die Aminosäure Methionin (ein wichtiger Mechanismus im Homocystein-Stoffwechsel), um den Giftstoff zu beseitigen.

Vitamin B_6
ist unter anderem an der Synthese und am Abbau von Aminosäuren beteiligt. Im Eiweiß-Stoffwechsel wandelt dieses

B-Vitamin Homocystein in die Aminosäure Cystein um. Indem es auch die Synthese des Lecithins unterstützt, trägt Vitamin B_6 zur Vernetzung von Kollagen- und Elastinfasern bei. Lecithin ist das am häufigsten vorkommende Phospholipid in der Zellmembran. Damit sorgt es für ein elastisches Bindegewebe und für den Erhalt glatter Gefäßinnenwände. Ein ausreichend hoher Lecithinspiegel bindet zudem schädliches Blutcholesterin (LDL-Cholesterin).

Vitamin B_{12} .
wird im Körper als einziges Vitamin in großen Mengen gespeichert. Es spielt im Homocystein-Stoffwechsel eine sehr wichtige Rolle: Ohne Vitamin B_{12} kann Homocystein nicht in die Aminosäure Methionin zurückverwandelt werden.

Diagnose eines erhöhten Homocysteinspiegels
Zur Messung der Homocystein-Konzentration im Blutserum wird dem nüchternen Patienten eine Blutprobe am Morgen entnommen; dies ist auch zusammen mit der Alzheimer-Toxin-Bestimmung. Noch ist die Homocystein-Bestimmung keine ärztliche Standarduntersuchung, jedoch teuer. Wegen ihrer Bedeutung für die Prognose von Gefäßleiden wird sie jedoch von vielen Labors inzwischen angeboten und kostet etwa 30 Euro. Die Privatkassen erstatten diese Kosten.

Normale und erhöhte Homocysteinwerte im Blut.
Über die erblichen Hyperhomocysteinämien (erhöhter Homocysteinspiegel im Blut) wurde die gefäßaggressive Wirkung des Homocysteins entdeckt. Bei diesen erblichen Veränderungen der Enzyme liegt der Homocysteinspiegel oft zehn- oder zwanzigfach höher als der Normwert. Nachdem klar wurde, dass bereits ein milder Anstieg des Homocystein-Spiegels mit einem deutlich erhöhten Krankheitsrisiko einher geht, tendieren die Forscher heute dazu den Grenzwert bereits bei 10 µmol/l Blut festzulegen, der noch vor wenigen Jahren bei Werten über 14 µmol/l Blut lag.

Da einerseits die Folgen eines erhöhten Homocysteinspiegels sehr schwer wiegen, andererseits die Behandlung mit Gaben von Vitaminen völlig unkompliziert, preisgünstig und nicht durch unerwünschte Nebenwirkungen belastet ist, herrscht inzwischen über folgende Einteilung weitgehend Einigkeit:

Homocystein ist eine körpereigene Aminosäure, die aggressiv die Zellwand der Blutgefäße angreift.

Die Folgen eines erhöhten Homocysteinspiegels wirken sich nach heutigen Erkenntnissen vor allem an den Blutgefäßen aus. Es sind in erster Linie die Arterien betroffen, da hier durch die hohe Druckbelastung der Verschleiß um ein Vielfaches höher ist als an den Venen. Betroffen sind aber alle Gefäßgebiete: die des Herzens, des Gehirns und der peripheren Arterien.

Homocystein zerstört die Endothelschicht der Arterien,
wodurch Gerinnungsprozesse ausgelöst werden. Darüber hinaus werden aggressive Sauerstoffradikale produziert, die wiederum das für die Gefäßwand schlechte LDL-Cholesterin steigern.
Zum einen Teil verursacht das Homocystein selbst, zum anderen Teil verursachen weitere Reaktionsprodukte eine gesteigerte Ablagerung oxidierter Cholesterinkristalle sowie eine vermehrte Kalziumeinlagerung (im allgemeinen Sprachgebrauch auch "Verkalkung" genannt). Insgesamt führen diese Faktoren zu einer zunehmenden Einengung der Arterien und damit zur Arteriosklerose. Schon ein relativ geringfügig erhöhter Homocysteinspiegel steigert sehr deutlich das Arteriosklerose-Risiko.
Homocystein regt eine vermehrte Bildung von Kollagenfasern an und führt zu einer Vergröberung der glatten Muskelzellen sowie zu einer Rückbildung der elastischen Fasern, wodurch die betroffenen Gefäße ihre Elastizität verlieren. Die Regulation der Durchblutung verschlechtert sich und leistet der Hyperfibrinämie (zu hohe Gerinnungsbildung, Embolie) Vorschub.

Im Gehirn konkurriert Homocystein an bestimmten Andockstellen (Rezeptoren) mit langsam erregenden Botenstoffen. Es hat einen 10-fach stärkeren Effekt als der Nervenbotenstoff Glutamat, der auch für die Gedächtnisleistung verantwortlich ist. Durch das anhaltende Andocken von Homocystein an den Rezeptoren strömen zu viele Kalzium-Ionen in die Zelle ein und schädigen diese unwiderruflich. Auch die Versorgungszellen des Hirngewebes, die Astrocyten, werden geschädigt. Bei der senilen Demenz vom Typ Alzheimer'sche Krankheit ist der Mangel an Vitamin B bekannt, wodurch der Wirkung von Homocystein an den Nervenzellen Vorschub geleistet wird.

Therapie der Hyper-Homocysteinämie (erhöhter Homocystein-Spiegel)

Im Bereich einer geringen bis mittleren Erhöhung des Homocysteinspiegels besteht die Behandlung als Dauertherapie in der Gabe von Folsäure, Vitamin B_6 und B_{12}. Bei den erblichen Formen mit sehr deutlicher Hyperhomocysteinämie gehören die Vitamine ebenfalls zur Behandlung, reichen aber nicht aus. Hier muss die Therapie ohnehin in der Hand von Spezialisten liegen. Die Behandlung mit den B-Vitaminen, Folsäure, Vitamin B_6 und Vitamin B_{12} in den notwendigen Dosierungen ist praktisch frei von unerwünschten Nebenwirkungen.

Zufuhrempfehlung			
Empfohlene Zufuhr/Tag:	Vitamin B_6	Vitamin B_{12}	Folsäure
Mangelverhütung (DGE)*	1,6 - 1,8 mg	0,003 mg	0,15 mg
Homocystein-prophylaxe	1,0 - 5,0 mg	0,003 - 0,01 mg	0,08 - 0,5 mg

* DGE = Deutsche Gesellschaft für Ernährung

Wichtig: Allerdings ist es nicht damit getan, die Laborwerte einmalig zu senken, sondern sie müssen dauerhaft im Normbereich gehalten werden. Setzt man mit der zusätzlichen Vitamingabe aus, schnellen die Homocystein-Spiegel ebenso rasch wieder in pathologische Bereiche, wie sie sich zuvor senken ließen.
Die Behandlung muss daher auf Dauer fortgeführt werden.

Hyper-Homocysteinämie unter der Therapie von Denkovital®

Hier konnten wir bei unseren Patienten zeigen, dass der Homocystein-Wert von ca. 28 µmol/l (+/-5) wöchentlich um durchschnittlich 4 µmol/l fiel, so dass nach 4 Wochen zum ersten Male seit 5 Jahren ein Normalwert von 12 (+/-5) µmol/l erreicht wurde.

Da der Homocystein-Wert einen nachweislich hohen Risikofaktor darstellt, waren wir überrascht auch in diesem Bereich zusätzlich einen Therapieeffekt erzielten.

Finanzielle Einsparung durch Vermeidung der Pflegekosten

Der Gerontologe *Oswald* (Universität Nürnberg) legte dar, dass jährlich Milliarden Kosten eingespart werden könnten, wenn die Pflegekosten zu reduzieren seien. Pro Patient betragen die Pflegekosten ca. € 27.000 im Jahr, ohne medizinische Kosten.
Auf dem 10. Deutschen Seniorentag legte Prof. Dr. W.D. Oswald in mehreren Vorträgen dar, dass sich „nichtpharmakologische Therapien für Alzheimer-Demenz Erkrankte ebenso effektiv oder sogar effektiver als Medikamente erwiesen haben". Außerdem zeigte er auf, dass „nichtpharmakologische Methoden derzeit jedoch noch nicht anerkannt sind und kaum von öffentlicher Hand finanziert werden." Weiterhin zeigte er auf, dass „kaum finanzielle Mittel in die Erforschung nicht pharmakologischer Methoden fließen".

Quelle: Ergebnis einer 5 –jährigen Studie eines weltweiten Netzwerkes aus 22 namhaften Wissenschaftlern, das alle bisher zur Verfügung stehenden nichtpharmakologischen Therapien auf ihre Wirksamkeit und

wissenschaftliche Evidenz geprüft hat (Review aus 1.313 wissenschaftliche Studien.
W.D. Oswald: Persönliche Mitteilungen
Olazaran, J.; Reisberg. B. et al (2010) Nopharmacalogical Therapies in Alzheimer's Disease: A Systematic Review of Efficacy. Dementia and Geriatric Cognitive Discorders, 30. 161- 178

Dazu müsste ich noch zusätzlich anführen, dass klinische und laborchemische Untersuchungen als Beweis einer nicht-pharmakologischen Therapie entwickelt und belegt wurden, ohne dass dafür irgendwelche Forschungsgelder oder Unterstützungen bereit gestellt worden sind.

Durch unsere Therapie können wir dazu beitragen, die bisher aufgewendeten Kosten erheblich zu senken. Wir verbessern nicht nur die Lebensqualität der Patienten, sondern helfen auch deren Ausgaben zu reduzieren. Keine dieser Patienten, die seit über 3 Jahren in unserer Behandlung mit Denkovital® waren, mussten in ein Pflegeheim verlegt werden, obwohl bei über 80 % dieser Patienten ein Pflegeheim-Platz beantragt werden musste, weil die Pflege im häuslichen Bereich nicht mehr möglich war.
W. D. Oswald hat uns Berechnungen über mögliche jährliche Einsparungen durch Aktivierungsmaßnahmen in der Bundesrepublik Deutschland zur Verfügung gestellt.
Mögliche Einsparungen pro Jahr durch Aktivierungsmaßnahmen:
Senioren in Pflegeheimen: 675.942*
- davon dement: ca. 66%**
- Kosten eines Pflegeplatzes: durchschnittlich. 2.700 €/Monat***

Vermeidet man.....	spart man....
1 Monat	1,21 Milliarden €
6 Monate	7,26 Milliarden €

Eine Verzögerung der Höherstufung der Pflegestufe erspart…
…bei flächendeckender Rehabilitation
(angenommene Responderquote in den Pflegestufen I und II: 50%)

	Pflegestufe I:	Pflegestufe II:	Ges. Pflegestufe I/II
Bewohner in Prozent:	36,3	42,9	79,2
Absolut (Gesamt):	253.406	299.936	553.342
Abs. (50% Responder	126.703	149.968	276.671
Ersparnis pro Bewohner im Monat:	256 €	231 €	67.078.576 €
Ersparnis pro Bewohner in sechs Monaten:	1.536 €	1.386 €	402.471.456 €

*Stand 2007: N = 709.000 Pflegebedürftige in Heimen versorgt, darunter 33.369 Bewohner unter 60 Jahren.
(Stat. Bundesamt, Pflegestatistik 2007) © Oswald, Nürnberg, 2005/2163 b

Wenn Jahre an Pflegebedürftigkeit eingespart werden, dann kann davon ausgegangen werden, dass unser Gesundheitssystem nicht an den Pflegekosten scheitert, die sonst nicht mehr finanzierbar sind.

Mehrere Arbeiten von Professor *Oswald* beweisen, dass eine Einsparung im Milliardenbereich stattfindet. Dabei ist die Pflegestufe III noch gar nicht mit eingerechnet, bei der tatsächlich die höchsten Kosten entstehen.

Alle von uns behandelten Patienten, die sich in der Pflegestufe I und II befanden, zeigten eine deutliche Besserung ihrer geistigen und körperlichen Verfassung.

Die folgenden Wirkungen von Denkovital® konnten klinisch belegt werden:
- Wortfindungsstörungen bildeten sich zurück.
- Die zerebrale Leistungsfähigkeit wird gesteigert.
- Die Rückbildung ausgeprägter Demenzsymptomatik wird reduziert.
- Die körperliche Befindlichkeit bessert sich.
- Der ADL-Status wird verbessert.
- Pathologisches Verhalten, insbesondere Aggressionen, normalisierte sich.

Laborchemische Untersuchungen:

- Das A-Toxin wird nachweislich gesenkt und normalisiert.
- Das toxische Aminosäure-Homocystein normalisiert sich.
- Schmerzsyndrome reduzierten sich nahezu bei allen Schmerz-Patienten.
- Der Lactatspiegel sinkt.
- Immunsteigernde Effekte führen zur Entzündungsreduktion.
- Reduzierung der akuten und unerklärlichen Aggressionen.

Das größte Problem bei dieser Erkrankung wird im Gespräch selten mitgeteilt. Da ich keinen Verwandten mit diesem Krankheitsbild hatte, war mir diese Belastung auch nicht bekannt. Über 200 Patienten hatte ich bereits behandelt, als mir bei Kontrollen geschildert wurde, dass vor der Einnahme von Denkovital® die plötzliche und unerwartete Aggressivität nachließ und sich rapide verbessert hat. Sie hatte das Zusammenleben erheblich belastet und war zum Teil unerträglich geworden. Erst durch die Behandlung mit Denkovital® konnte eine Rückbildung dieser Wesensart erzielt werden, die mit den herkömmlichen Therapien bisher nicht möglich gewesen ist. Somit stellt Denkovital® eine Innovation für eine Therapie dar, die es bisher noch nicht gab. Wir geben den Patienten ein großes Stück Lebensqualität zurück und schenken die Befreiung von der später einsetzenden Demenz-Angst durch unsere Forschungsergebnisse.

Weitere Krankengeschichten.

Von allen behandelten Patienten finden sich doch einige Gruppen, die ähnliche Krankheitssymptome zeigen. Exemplarisch sollen einige davon dargestellt werden, die für sich eine eigene Gruppe darstellen.
Bei unseren Untersuchungen wird stets Wert darauf gelegt, dass neben der klinischen Symptomatik auch der laborchemische und der diagnostische Bereich mit abgedeckt werden. Die Kosten des klinischen Bereichs, inklusive des laborchemischen Bereichs mit den einzelnen Tests sollten € 50 nicht überschreiten.

Die radiologischen Untersuchungsmethoden (Schädel-CT bzw. MRT oder auch PET) sind dann nicht in allen Fällen nötig, da sie doch erhebliche Kosten wie weit über € 200 betragen und bei der Frühform der Demenz noch keine eindeutige Aussage belegen können. Somit kann davon ausgegangen werden, das ein Großteil der auf uns zukommenden Demenz-Erkrankungen rechtzeitig diagnostiziert werden können.

Durch Nahrungsergänzungsmittel, die deutlich kostengünstiger sind als Medikamente, können auch die Folgekosten in Milliardenhöhe vermieden werden. Zudem wirkt Denkovital® kausal und nicht symptomatisch, weil es zelluläre Intoxikationen behebt. Der größte Vorteil ist, dass es rechtzeitig wirkt und keine Nebenwirkungen auftreten. Denn nach mehrjährigem Einsatz von Denkovital® haben wir bei unseren Patienten keine Nebenwirkungen beobachten können.

Patienten-Berichte unter der Denkovital®-Behandlung.

Im Einzelnen sollen nun Patienten beschrieben werden, die bisher entweder mit einem bekannten Alzheimer-Präparat behandelt wurden oder auch mit mehreren, jedoch ohne Erfolg.

Vom Sesselsitzer zum Musiklehrer

Gymnasiallehrer mit zerebraler Leistungsschwäche.
Ein 71-jähriger Gymnasiallehrer kam in unsere Sprechstunde. Ihm war in einer Universitätsklinik nach der Untersuchung mitgeteilt worden, dass seine fortgeschrittene Alzheimer-Erkrankung nicht mehr zu therapieren sei. Er war bereits mit einem herkömmlichen Alzheimer-Präparat erfolglos behandelt worden. Seine Frau brachte den erkrankten Ehemann zu uns, um nach einer anderen Therapieform zu suchen. Auch bei diesem Patienten wurde bereits ein zweites bekanntes Alzheimer-Medikament eingesetzt. Die Symptome waren völlige Motivationslosigkeit. Er saß zu Hause nur im Sessel und las nicht einmal mehr die Tageszeitung. Verlief er sich in der ihm bekannten Stadt, quittierte er dies mit ungezügelten Wutausbrüchen. So kam es ständig zu Auseinandersetzungen mit der Ehefrau.

Bei der ersten Untersuchung haben wir 5 ml Blut (Plasma) abgenommen, um den Alzion-Wert oder auch A-Toxinwert zu bestimmen. Der ermittelte A-Toxinwert zeigte einen pathologischen Befund an. Der Wert, der für Männer unter 60 I.E. und bei Frauen unter 50 I.E. liegen sollte, lag bei 235 I.E. Somit war deutlich, dass dieses A-Toxin doch einen erheblichen Schaden verursacht hatte, der klinisch offensichtlich war. Die Funktion der Gehirnzellen wird durch dieses Toxin (Gift) nicht nur beeinträchtigt, sondern auch geschädigt oder sogar zerstört. Wie besprochen, sollte der Patient 3 mal 1 Kapsel Denkovital® täglich einnehmen. Es kam nach Angaben der Ehefrau innerhalb einer Woche zu einer deutlichen klinischen Besserung.

Nach einer Woche las der Patient wieder Zeitung. Nach zwei Wochen verlief er sich nicht wieder in der ihm bekannten Umgebung. Dadurch unterblieben auch die früheren Wutausbrüche. Einen Monat nach Beginn der Einnahme von Denkovital® spielte er wieder 1 Stunde Violine. Weitere 2 Monate später unterrichtete er einen Musikschüler. Dieser Schüler ist von Beruf Kinderpsychologe, der das Krankheitsbild des M. Alzheimer auch gut kennt. Er hatte nach über einem Jahr noch nicht bemerkt, dass sein Lehrer an Demenz leidet. Erst die Ehefrau hatte ihn darüber informiert. Der Patient nahm im Zuge der Verbesserung der Erkrankung sogar noch weitere Schüler an. Durch Denkovital® wurde nicht nur die Lebensqualität des Patienten verbessert, sondern auch die familiäre Situation. Sowohl die Zerwürfnisse, die durch Orientierungsschwierigkeiten bei einem Demenzerkrankten auftreten, als auch die Belehrungen und Ermahnungen durch Familienangehörige oder Betreuer führen nahezu immer zu Aggressionen des Erkrankten und zu übermäßigen Sorgen und Belastungen der Angehörigen.

Die Lebensqualität und der familiäre Frieden sind durch diese Therapie ein unbezahlbarer Gewinn für die Betroffenen und ihre Angehörigen. Selbst wenn ein Patient nicht mehr hohe intellektuelle Leistungen erbringen kann, so ist der Familienfrieden und die Harmonie in der Wohngemeinschaft der größte Gewinn bei der Therapie von Demenzerkrankten.

Seit dem Behandlungsbeginn mit Denkovital® sind inzwischen mehr als 2 Jahre vergangen und der Patient unterrichtet zuhause immer noch Schüler, ohne dass er Defizite zeigt.

Patientin (71 Jahre), die keine Unterschrift mehr leisten konnte.

Eine Patientin, die keine Unterschrift mehr leisten konnte und für die deshalb eine Pflegschaft errichtet werden sollte, kam mit ihrem Ehepartner in unsere Sprechstunde. Bei diesem Krankheitsbild wird besonders die soziale Situation sichtbar, in der sich die Patienten befinden. Der Patientin war es nicht möglich, Geld von der Bank abzuheben, weil sie keine Unterschrift mehr leisten konnte. Dem Ehemann wurde empfohlen, bei Gericht eine Pflegschaft für seine Frau zu beantragen. Um dies zu verhindern, kam das Ehepaar in die Ambulanz. Auf meine Frage, warum er keine Pflegschaft für seine Frau beantragen wolle, kam zur Antwort: „Herr Doktor, ich denke doch gar nicht daran, die Konten meiner Frau offen zu legen. Ich weigere mich, dem Gericht mitzuteilen wie unsere finanzielle Situation ist. Deshalb bin ich gekommen, damit es nicht nötig ist, eine Betreuung zu beantragen."

Nachdem der Uhrentest auch hoch pathologisch (krankhaft), ausfiel, weil sie weder Ziffern noch Uhrzeiger eintragen konnte, war klar, dass die Patientin unter erheblichen Defiziten litt. Ich machte dem Ehemann klar, dass wir zwar eine Verbesserung des geistigen und körperlichen Zustandes erzielen würden, ich aber auf keinen Fall versprechen könne, dass er um die Pflegschaft für seine Gattin herumkäme.

Ich riet zur Einnahme von 3 x 1 Denkovital® täglich für die nächsten 2 Wochen und bat die Patientin, danach wieder in die Ambulanz zu kommen.

Die Patientin gab jetzt an, dass sie sich besser fühle. Solche Aussagen sind stets mit Vorsicht zu betrachten, da Patienten durch ihr subjektives Empfinden getäuscht werden.

Mit dem „Uhrentest" konnte jedoch festgestellt werden, dass das Einzeichnen der Uhrzeiger, z.B. von 3:00 Uhr, jetzt innerhalb von 20 Sekunden möglich war.

Vierzehn Tage zuvor hatte die Patientin nicht einmal erkannt, dass der Kreis mit Mittelpunkt ein Zifferblatt darstellt, auf dem zwei Zeiger eingetragen werden sollten. Die Patientin schrieb

mitten in den Kreis z.B. die Zahl 3 erst nach minutenlangem Überlegen.
Als ich den Ehemann fragte, ob ihm eine Besserung des Zustandes seiner Gattin aufgefallen sei, meinte er, dies könne er nicht mit Sicherheit sagen. Als sie sich dann verabschiedeten, sagte der Ehemann: „Ach, Herr Doktor, das Wichtigste hätte ich fast vergessen. Wir bekommen jetzt Geld von unserer Bank, weil meine Frau wieder ihren Namen schreiben kann".
Da bekannt ist, dass man das Schreiben des Namens auch zum geringen Teil trainieren kann, bat ich sie, auch den Namen ihres Ehemannes und weitere Namen zu schreiben. Dies war in kurzer Zeit und ohne Verzögerung wieder möglich.
Sie können sich nicht vorstellen, mit welcher Freude der Mann meine Praxis verlassen hatte.
Dieses Geschehen zeigt, dass die sozialen Probleme bei einer Demenz sehr oft im Vordergrund stehen. Deshalb muss auch neben der Behandlung, um alltägliche Situationen zu meistern, auch für die notwendige soziale Integration der Betroffenen gesorgt werden.

Ein weiterer Vorteil unserer Therapie ist, dass mit der intellektuellen und emotionalen Besserung stets eine körperliche Verbesserung einhergeht. Die Vitalität bessert sich, was von den Patienten selbst deutlich beschrieben und wahrgenommen wird. Die Angehörigen und Bekannten beobachten die verbesserte Körperhaltung und das sichtbar gebesserte Laufbild. Dazu kommt eine nahezu völlige Reduktion von irrationalen Verhaltensweisen und unkontrollierten Wutausbrüchen.

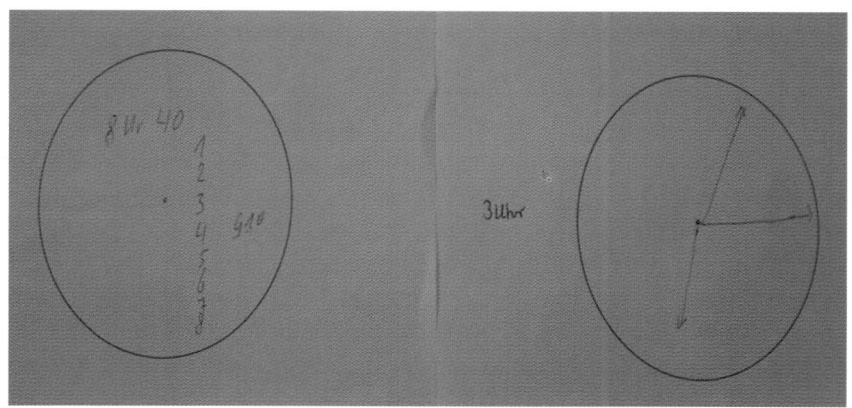

Abb. 36 zeigt die Versuche, den Uhrentest durchzuführen. Links vor der Behandlung (innerhalb von 15 Minuten konnten z.B. 8:40, 9:10 oder 3.00 Uhr nicht eingezeichnet werden).
Die Patientin bemerkte nicht, dass eine Uhr Zeiger und Ziffern hat.
Nach 14 Tagen Therapie mit Denkovital® zeigte sich (re.) bereits innerhalb von 20 Sekunden eine klinische Besserung beim Uhrentest. 3Uhr konnte ohne Probleme eingezeichnet werden.
Auch konnte die Patientin wieder ihre Unterschrift auf der Bank leisten. Sie war wieder des Schreibens mächtig. Das größte Problem des Ehepaares, die notwendige Betreuung konnte vermieden werden.

82-jähriger Patient E. mit Fahrproblemen.

Das Fahren mit einem Auto ist bei hochbetagten Personen grundsätzlich zu begrüßen, da Autofahren zur Steigerung der Lebensqualität beiträgt. Außerdem sind die Fahrpraxis und die damit verbundene Routine ein wichtiger Faktor für das sichere Fahren. Die Fahrfähigkeit kann durch den „Uhren-Test" bestätigt oder ausgeschlossen werden.
Im Folgenden wird von einem 82-jährigen Patienten berichtet, der mit Gattin und Tochter in die Ambulanz kam. Gemeinsam wurde von Tochter und Gattin erzählt, dass er erhebliche Auf-

merksamkeitsdefizite zeigt. So reagierte er im Straßenverkehr verspätet auf unachtsame Personen und Autofahrer.

Beim „Uhren-Test" zeigt sich jedoch, dass er nicht in der Lage war, die vorgegebene Uhrzeit in ein leeres Zifferblatt einzuzeichnen. Ich bat ihn, den großen und den kleinen Zeiger in den vorgezeichneten Kreis einzuzeichnen. Wie in der Zeichnung sichtbar, hat er nicht einmal ansatzweise nach über zwei Minuten den Test ausführen können. Daraufhin machte ich dem Patienten klar, dass es richtig ist, ihm das Autofahren zu untersagen. Der durchgeführte A-Toxin-Test mit über 132 I.E. zeigte, dass doch eine erhebliche Schädigung des Körpers vorliegen muss, da der Körper das A-Toxin nicht mehr entgiftete.

Dieses A-Toxin führt zu einer intellektuellen Leistungsminderung und zu einer Schädigung der Gehirnzellen. In der folgenden Abbildung zeigt sich deutlich die Leistungsschwäche. Dem Patienten haben wir für die nächsten 14 Tage 3 x 1 Denkovital® täglich verordnet, die er nach eigenen Angaben auch einnahm. Da die Verträglichkeit sehr gut ist und bisher keine Nebenwirkungen bekannt sind, ist auch die Einnahme immer komplikationslos.

14 Tage später, beim nächsten Praxisbesuch, gab er an, dass er sich schon deutlich besser fühle. Auch die Angehörigen teilten mir mit, dass er auch verträglicher und einsichtiger reagierte. Der erneut erhobene A-Toxin-Wert war jedoch noch erheblich erhöht. Beim „Uhren-Test" erkannte er schon die Testfrage, aber er konnte noch nicht 8:00 Uhr einzeichnen. Der A-Toxin-Wert lag noch bei 105 I.E. Durch die Therapie war er bereits gesunken. Nach weiteren 2 Wochen reagierte er auf Fragen wesentlich schneller, eine klinische Besserung war schon im Gespräch feststellbar. Beim „Uhren-Test" konnte er innerhalb von 20 Sekunden den großen und kleinen Uhrzeiger richtig einzeichnen. Der A-Toxin-Test war deutlich gesunken (84 I.E), aber noch nicht im Normbereich.

Klinisch und laborchemisch war klar belegt, dass unsere Therapie nicht nur eine Verbesserung der Lebensqualität erzielt hatte, sondern auch eindeutig und nachweislich eine Besserung der zerebralen Leistungsfähigkeit.

Der Patient bat mich, ihm die Erlaubnis zum Autofahren zu geben, da es ihm jetzt wieder viel besser ginge. Ich riet ihm, die Angelegenheit mit seiner Familie zu besprechen. Da nicht nur seine Fahrsicherheit im Vordergrund steht, sondern auch die Nichtgefährdung der anderen Verkehrsteilnehmer.
Natürlich ist dabei immer zu berücksichtigen, dass Mobilität im Alter ein wichtiger Bestandteil der Lebensqualität ist.

Der Patient konnte den Uhrentest (3 Uhr, links) vor der Therapie nicht ausführen. Nach 3 Wochen Therapie, mit 3 Tabletten Denkovital® ist der Uhrentest (rechts) korrekt.

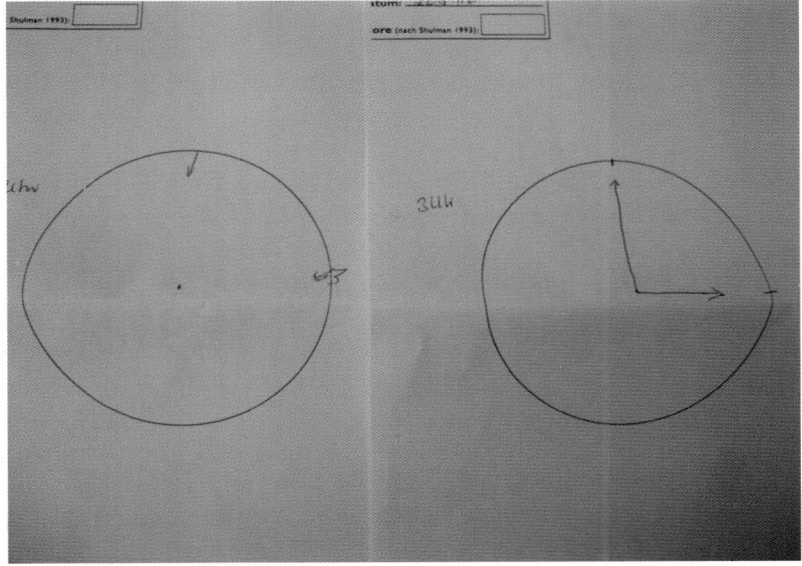

Die Zeichnungen machen den Unterschied deutlich. Nach über 6 Monaten haben wir den Patienten erneut zur Kontrolle bestellt. Der durchgeführte „Uhren-Test" war nicht ausreichend, jedoch besser als beim ersten Versuch. Auf die Frage, ob der Patient regelmäßig Denkovital® eingenommen habe, wurde mir mitgeteilt, dass er bei der Tabletteneinnahme immer schon etwas nachlässig sei. In den letzten 3 Monaten hatte er die Einnahme von Denkovital® nicht mehr für nötig gehalten. Der gleichzeitig durchgeführte A-Toxin-Test zeigte

wieder einen erhöhten A-Toxin-Wert von 110 I.E. Somit wird deutlich, wie wir schon bei anderen Patienten gesehen haben, dass ein A-Toxin-Wert über 100 I.E. in jedem Fall zur Schädigung des Gehirnstoff-Stoffwechsels führen muss.
Es wurden deshalb die Angehörigen angewiesen, dass sie darauf achten sollen eine kontinuierliche, zuverlässige Kapseleinnahme zu gewährleisten. Denn der körperliche und geistige Zerfall, der durch die Schädigung der Mitochondrien ausgelöst wird, führt zwangsläufig zum Untergang von Gehirnzellen.
Nach der konsequenten Medikamenteneinnahme kam es innerhalb von 14 Tagen erneut zu einem Abfall des A-Toxins auf 75 I.E. Der Uhrentest war wieder normal und das soziale Verhalten war ebenfalls wieder gebessert. Bei nachlässigen Patienten ist eine konsequente Medikamenteneinnahme zu überprüfen!

Patientin (72 J, weibl.), Lehrerin, leidet seit über 10 Jahren an erhöhten Homocystein-Werten über 35 I.E.:

Homocystein Wert (µMol) ohne Med.: 35 (µMol)

Vor Therapie	Nach 14 Tagen Therapie
26 (µMol)	18 (µMol)

Trotz bisher herkömmlicher Therapie über 2 Jahre fällt der Wert nie unter 26 (µMol), Normalwert bis 14 (µMol).
Wir haben diese Patientin behandelt, bei der seit Jahren ein erhöhter Homocystein-Spiegel nachweisbar war. Bisher führten Vitamingaben bei ihr zu keiner ausreichenden Senkung des Toxins. Unter der Denkovital-Therapie kam es zum ersten Mal zu einer Rückbildung des erhöhten Wertes. Dies war zuvor mit Vitaminen allein nicht möglich.
Die Ursache der vaskulären Demenz ist die Folge eines erhöhten Homocystein-Spiegels. In der folgenden Abbildung sind die Laborergebnisse von Patienten aufgetragen, die unter unserer Therapie eine Normalisierung des Homocystein erreicht haben.

Abb. 38 zeigt den relativ schnellen Abfall der giftigen Homocysteinsäure unter der Behandlung mit Denkovital®. Es zeigt, dass sich die toxische Aminosäure Homocystein unter der Therapie mit Denkovital® soweit reduzieren lässt, dass sie keinen Schaden mehr anrichtet. Der Normalwert liegt unter 15 µMol.

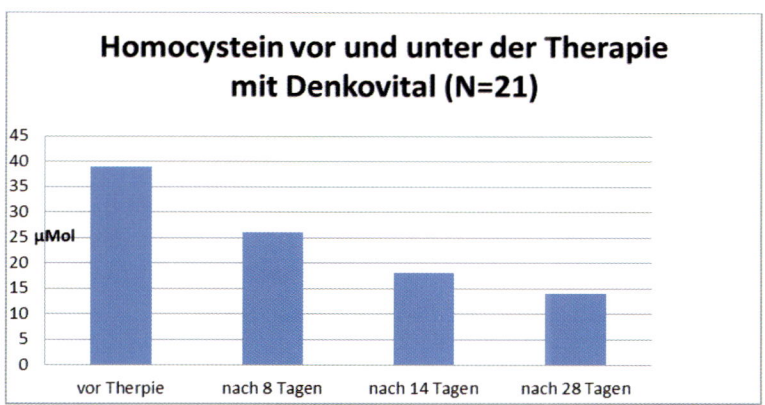

Oft wird der erhöhte Spiegel von Homocystein gar nicht bemerkt.
Die Lehrerin, deren Ausgangswert bei 34 µMol und nach 4 Wochen bei 13 µMol lag, fühlte sich leistungsfähiger und nicht so schnell ermüdbar.

Homocysteinämie führt zu Gefäßschäden.

Eine Blutgefäß schädigende Aminosäure, die einen Schaden durch Verletzung von Blutgefäßen hervorruft, ist seit längerem unter dem Homocystein bekannt.
Die Erkrankung nennt man Homocysteinämie. Diese Erkrankung zu behandeln ist wichtig, da sie zu Gefäßsklerose bzw. Arteriosklerose führt.
Die Patientin wusste als Lehrerin sehr wohl von dieser Problematik, hatte jedoch mit Vitaminen allein ihren erhöhten Blutwert von Homocystein nicht senken können. Innerhalb von 14 Tagen konnten wir den Wert nur unter Gaben von Denkovital® von 35 µMol auf 26 µMol absenken, nach

4 Wochen auf 18 µMol und nach insgesamt 6 Wochen auf 13 µMol. Seit über einem Jahr ist der Wert nicht mehr über 15 µMol angestiegen.

Somit können wir zwei Risikofaktoren bei der Demenz erfolgreich behandeln. Ein CT oder ein MRT des Schädels haben wir nicht für nötig gehalten, da sich die klinische Symptomatik gebessert hat. Außerdem muss man die Kosten bedenken, die auf das Gesundheitssystem zukommen, wenn für alle klinischen Auf-Fälligkeiten immer gleich CT- oder MRT-Untersuchungen durchgeführt werden. Diese Untersuchungen liegen über ca. € 200.

Homocysteinämie ein Risikofaktor für Arteriosklerose.

Homocystein ist eine toxische Aminosäure und schädigt die Blutgefäße, so dass sich in Folge eine Arteriosklerose (Gefäß-verkalkung) entwickeln kann. Die erhöhten Werte für Homocystein sind ein enormer Risikofaktor.

Bei einem großen Teil unserer Patienten ist ein erhöhter Spiegel von Homocystein nachweisbar. Es ist deshalb wichtig, dass die Konzentration dieses Toxins nur in geringem Wert vorliegt, so dass kein Blutgefäßschaden entstehen kann. Wir wissen also, dass eine Normalisierung dieses Toxins unter 15 µMol liegen soll.

Zusammenfassung der Ergebnisse

- In diesem Buch werden zum ersten Male die Ursachen bei einer Alzheimer- Erkrankung dargestellt. Es konnte gezeigt werden, dass die Plaques nicht die Ursachen sind, sondern zuvor biochemische Veränderungen stattgefunden haben müssen.
- Es wird auch zum ersten Mal gezeigt, dass ein Stoffwechselprodukt die Ursache des M. Alzheimer ist. Wir haben dieses Stoffwechselprodukt A-Toxin oder Alzion genannt.
- Dieses Stoffwechselprodukt schädigt die Gehirnzelle und auch die Mitochondrien. Die Mitochondrien, die Kraftwerke der Zellen, liefern dadurch nicht mehr ausreichend Energie.

- Das Energiedefizit führt zur Leistungsminderung und zur Erschöpfung bis zum Untergang der Gehirnzellen.
- Unsere Untersuchungsmethoden zeigen, dass der laborchemische Befund, d.h. ein Absinken des A-Toxin-Wertes gleichzeitig zu einer Steigerung der intellektuellen Fähigkeit führt.
- Weiter konnte gezeigt werden, dass durch unsere Behandlung eine hochsignifikante Reduktion der Aggressivität der Patienten erzielt werden konnte. Eine derartige Reduktion ist bisher noch nie beschrieben worden.
- Signifikant konnte gezeigt werden, dass es bei allen Patienten zu einer Befundbesserung kam. Nicht nur im intellektuellen Bereich, sondern auch die körperliche Motorik konnte dadurch gebessert werden.

Oft wird der erhöhte Spiegel von Homocystein nicht bemerkt. Die Lehrerin, deren Ausgangswert bei 34 µMol und nach 4 Wochen bei 13 µMol lag, fühlte sich leistungsfähiger und nicht so schnell ermüdbar.

1. In diesem Buch werden zum ersten Male Forschungsergebnisse veröffentlicht, die in eigenen Patenten und Patentanmeldungen veröffentlicht wurden. Es geht vor allem aber auch darum, den Menschen die Angst vor der Erkrankung an M. Alzheimer zu nehmen. Dazu wollen wir mit unseren Forschungsergebnissen beitragen. Ein Leben in Angst schädigt zusätzlich die seelische und körperliche Gesundheit.

2. Es werden viele physiologische Zusammenhänge durch leicht verständliche Erklärungen aufgezeigt, die jeder nachvollziehen kann. Es werden - wie schon so oft geschehen - nicht nur Fakten präsentiert.

3. Zum ersten Mal werden Therapieansätze aufgezeigt, die ein wichtiges, wenn nicht überhaupt das wichtigste Problem darlegen, nämlich die Demenz und die oft damit verbundene Aggressivität des Erkrankten. Hierdurch wird auch zu besserem Verständnis und zu einer erheblichen Erleichterung der sozialen und familiären Situation beigetragen. Bisherige

Alzheimer-Therapeutika führen nicht selten zusätzlich zu einer Aggressionssteigerung.

4. Es wurde eine Untersuchungsmethode entwickelt, die erstmals den Nachweis des A-Toxins (Alzion) aufzeigt. Sie wird in diesem Buch urheberrechtlich veröffentlicht.

5. Mit der kostengünstigen Untersuchung des Alzions kann man schon Jahre im Voraus die Erkrankung feststellen und somit durch eine rechtzeitige Therapie die Erkrankung verhindern.

6. Die Verbesserungen sowohl der Alzheimer-Demenz als auch der vaskulären Demenz ist mit Denkovital® nachweislich feststellbar.

Es soll hier aber auch ein Überblick über die weiteren positiven Aspekte, die sich durch die Therapie mit Denkovital® ergeben, aufgezeigt werden:

- Nachweislich kann gesagt werden, dass die Entdeckung der Therapie mit Denkovital® zu einer unglaublichen Reduzierung der Kosten im Gesundheitswesen führen wird.

- **Frieden in den Familien ist ein Segen für alle.**

Der größte Gewinn besteht darin, dass diesen Menschen in einer Notsituation die Lebensqualität wieder gegeben wird und der Frieden in den Familien wieder Einzug halten kann. Die Zerwürfnisse sind oft unglaublich groß, die durch die Fehleinschätzung der Alzheimer-Patienten selbst hervorgerufen werden. In Psychiatrischen Kliniken und geschlossenen Pflegeheimen werden durch Psychopharmaka (z.B. Neuroleptika) die „Probleme" dieser Patienten gelöst, weil oft keine andere Möglichkeit besteht, die Aggressionen zu mindern. Die Lebensqualität und geistige Vitalität dieser Patienten werden jedoch dadurch deutlich gemindert.
Alle Untersuchungsergebnisse haben nach mehrjährigen Beobachtungen deutlich gezeigt, dass durch Denkovital® eine Lebensqualitäts-Steigerung erfolgt, und die sich daraus

ergebende Möglichkeit der häuslichen Pflege nicht nur die Kosten für die Betroffenen reduziert. Diese Therapie ermöglicht es, die an Demenz erkrankten Patienten so weit zu unterstützen, dass sie wieder in die Familie integriert werden können. Damit wird ihnen eine Pflege in einem Heim erspart, weil auch die körperliche und geistige Mobilität mit der Denkovital®-Therapie zunimmt. Ohne Bewegung kommt es viel schneller zu einem Siechtum und zu einer häufigen Bettlägerigkeit. Aus eigener langjähriger klinischer Erfahrung ist mir bekannt, dass das Siechtum zu einer hohen Kostenbelastung der Krankenkassen führt. Es ist oft eine seelische Belastung, wenn man die lange Pflegebedürftigkeit mit den dazukommenden Komplikationen beobachten muss.

Erstaunlicherweise kommen unsere Patienten nach Denkovital®-Gaben wieder zu Gelassenheit und Ruhe, so dass ihr Leben noch einen würdevollen Sinn erhält. Sie werden wieder mobiler und verursachen für sich und die Angehörigen weniger Kosten.

Selbst Alzheimer-Patienten, die schon länger im Bett lagen, sind wieder mobil geworden und können wieder kleine Hausarbeiten ausführen.

Patientin S. lag nur noch im Bett und musste täglich mit dem Essen versorgt werden. Seit über einem Jahr kann sie sich nun selbst versorgen, auch das Klagen über ihre Schmerzen ist nur noch selten zu hören. Die Morphin-Einnahme war, nachdem die Patientin mobil geworden ist, nicht mehr nötig. Auch andere Medikamente konnten reduziert werden.

Weiterhin kann berichtet werden, dass sich die Auffälligkeiten bei Patienten, die zerebral leistungsgemindert waren, nicht nur deutlich besserten, sondern die Pat. z.B. wieder Bücher schreiben und lesen konnten, was vorher undenkbar war.

Die intellektuelle Leistungsfähigkeit ist mit Sicherheit sehr wichtig für ein emotionales, d.h. typisch menschliches Verhalten. Es ist ein typisch menschliches und kein tierisches Phänomen. Der Mensch unterscheidet sich deshalb von allen anderen Lebewesen auf der Erde, weil er nicht nur Instinkt gesteuert ist, sondern durch sein Menschsein Emotionen und Geistesgaben besitzt, die einzig und allein den Menschen auszeichnen.

Durch die erschreckende Erkrankung Demenz wird jedem bewusst, dass der Mensch kein Instinkt gesteuertes Zufallsprodukt sein kann, sondern selbstbestimmt sein Leben gestalten will und auch kann.

Es ist deshalb ein Anliegen von mir, den Betroffenen das Menschsein wieder zurückzugeben, das sie teilweise bzw. zeitweise scheinbar schon verloren glaubten.

Wundervoll ist es zu sehen, wie in so genannten Großfamilien, die es leider nicht mehr allzu oft gibt, auch schwierige soziale Probleme lösbar sind. Würde die von den Krankenkassen prognostizierte Entwicklung eintreffen, dann müsste unser Gesellschaftssystem, inklusive Krankenkassen und ärztliche Versorgung, zusammenbrechen. Dies haben Soziologen (Oswald), wie oben dargelegt, nachgewiesen. Deshalb muss eine Lösung gefunden werden, um die größte Herausforderung dieses Jahrtausends zu bewältigen. Nichts Schöneres gibt es, als dass die Lebensqualität für die Menschen erhalten bleibt oder wieder hergestellt wird, weil die Patienten wieder integrierbar sind. Dabei ist natürlich immer zu bedenken, dass das menschliche Leben begrenzt ist und unsere Körperzellen nach der begrenzten Erneuerung (60-80 Mal) soweit erschöpft sind, dass in bestimmten Situationen keine Reaktivierung der Körper-Zellen und insbesondere der Gehirnzellen möglich sein wird. An dieser Gerechtigkeit, dass jedes Leben begrenzt ist, wird kein Mensch vorbeikommen, selbst wenn er 120 Jahre alt wird. Die Körper-Zellteilung ist auf Grund der Telomere (Schutz-Nukleotide der DNA) auf 60-80 Mal begrenzt. Sie sind dann soweit abgebaut, dass keine weitere Erneuerung der Körperzellen mehr möglich ist. Somit wird das Leben immer begrenzt sein, selbst wenn noch so viel Forschung erfolgt. Es können sich dann nur noch (maligne) Zellen bilden. Diese sind unsterblich und zeigen sich als Krebszellen.

Wenn wir vom Siechtum nicht bewahrt werden, können wir auf jeden Fall von einer Krebserkrankung nicht verschont bleiben. Die Begrenztheit des Lebens bewahrt uns vor den Folgen.

Wenn wir wieder ein Leben mit mehr Lebensqualität ermöglichen, hat sich unsere Arbeit gelohnt. Wir können durch unsere Untersuchungen belegen, dass wir allen Betroffenen zu einer höheren Lebensqualität verhelfen konnten, so dass

Menschsein und ein erfülltes Leben auch in Rente möglich geworden ist und auch bleiben sollte.

Hundertjährige und Lebenseinstellung

Hundertjährige mit hoher Lebensqualität bestätigen unsere Forschungsergebnisse, weil die Reife im seelischen Bereich zusätzlich zu einem lebenswerten Dasein führt. Die Lebenseinstellung zeigte uns, dass die hormonelle Regulation und die geistige Einstellung entscheidend für die Gesundheit sind. Alter ist keine Krankheit, sondern ein physiologischer Prozess, der geistig beeinflusst werden kann. Es ist belegt, dass die Alzheimer-Erkrankung nicht mit dem hohen Alter korreliert ist.
Auch hierfür haben sich unsere Forschungen gelohnt.

Die Kostenprobleme im Gesundheitswesen

Auf dem Geriatrie-Kongress hatte ich ein Gespräch mit einem Staatssekretär vom Gesundheitsministerium, der mir mitteilte, dass wir unbedingt eine Lösung für unsere Demenzkranken finden müssen. Können wir keine neuen medizinischen Therapien anbieten, wird es zu einer Kostenexplosion kommen, die unser Gesundheitssystem unfinanzierbar machen wird. Es ist erstaunlich, dass die Krankenkassen sich für eine kostengünstige Therapie ohne Nebenwirkungen, die kausal wirkt, nicht interessiert.
Es wäre schön, wenn Politiker Rahmenbedingungen schaffen könnten, dass eine erfolgreiche Therapie schnell umgesetzt werden kann, im Interesse der Patienten, der Angehörigen und der Kostenreduktion im Gesundheitswesen.

Anhang:
Weitere Demenz-Formen

Lewy-Körper-Demenz

Eine weitere erbliche Demenzform ist unter dem Namen Lewy-Körper-Demenz bekannt. Die zweithäufigste erbliche Demenzform wurde von dem Deutschen Neurologen Friedrich H. Lewy (1885 - 1950) aus Berlin beschrieben. Sie kann sowohl als eigenständige Erkrankung auftreten, als auch sekundär oder aber auch zusammen mit einer bereits bestehenden Form.

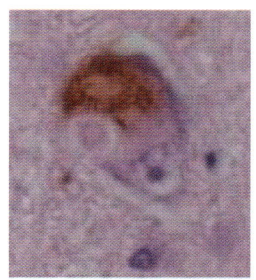

Abb. 39 Lewy-Körperchen.
Er fand diese Veränderungen, sogenannte Lewy-Körperchen, im Nucleus basalis Meynert und Nucleus dorsalis nervi vagi bei Parkinson-Patienten, als er an seiner Berliner Klinik forschte.
Weitere Demenzformen bzw. Mischformen sind bekannt, würden jedoch den Rahmen des Buches sprengen, da sie durch Aufzählen der Unterformen zu keiner weiteren Hilfe für Betroffene beitragen. Es soll in diesem Buch eine neue Sicht auf die Behandlung der Patienten und den Umgang mit ihnen aufgezeigt, jedoch auch Anregungen zur Vorsorge gegeben werden.

Die **Lewy-Körper-Demenz** oder **Lewy-Körperchen-Demenz** ist nach dem Morbus Alzheimer die zweithäufigste neurodegenerative Demenz im Alter und kann sowohl als eigenständige Erkrankung auftreten, als auch sekundär im Rahmen einer bereits bestehenden Parkinson-Krankheit. Die Lewy-Körper-Demenz macht bis zu zirka 20 % aller Demenzformen aus.

Benannt ist die Erkrankung nach Friedrich H. Lewy (1885 - 1950), einem deutschen Neurologen. In seinem Buchkapitel über die "Paralysis agitans" (heute Morbus Parkinson) beschrieb er erstmals die später nach ihm benannten Lewy-Körperchen. Er fand, an der Berliner Klinik arbeitend, diese Veränderungen im <u>Nucleus basalis Meynert</u> und <u>Nucleus dorsalis nervi vagi</u> von Parkinson-Patienten.

Anhang: A2
Das Amyloid-Precursor-Protein (A-PP)

Die häufig beschriebenen Plaques werden aus dem Amyloid-Precursor-Protein durch eine falsche enzymatische Spaltung gebildet. Man kann natürlich, wie ich schon versucht habe, den Vorgang über die fehlerhafte Spaltung eines Eiweißbestandteils (Amyloid-Precursor-Proteins aus 679 Aminosäuren bestehend) genau definiert darstellen. Durch die fehlerhafte Spaltung dieses großen Eiweißmoleküls entstehen kleinere Eiweißmoleküle aus nur 40 bzw. 42 Aminosäuren, die sich miteinander verkleben und verklebte Eiweißknäule (siehe Seite 35) bilden, die sogenannten Plaques. Wie man dies im wissenschaftlichen Sprachgebrauch ausdrückt, soll Ihnen in den folgenden Sätzen gezeigt werden.

Die Spaltung des APP kann durch α-, β- und γ-Sekretase(n) erfolgen. Aber nur durch die Spaltung der β- und γ-Sekretasen kommt es zur Bildung des β-Amyloid (genauer: Amyloid-Beta 40 (Aβ 40) und Amyloid-Beta 42 (Aβ 42)). Das sind zwei <u>Peptide</u>, die durch Zerschneiden des <u>Amyloid-Precursor-Proteins</u> (APP) mit Hilfe der <u>Enzyme Beta-</u> und <u>Gamma-Sekretase</u> entstehen. Es müssen aber noch weitere Faktoren (z.B. Enzyme) vorhanden sein.

Da unserer Ansicht nach die Plaques nicht entscheidend für das Krankheitsbild des M. Alzheimer sind, gehen wir darauf nicht intensiver ein. Wir könnten dies im Einzelnen ausführen, es würde doch aber den Rahmen sprengen. Zu ähnlichen Ergebnissen kam bereits die Nonnenstudie unter dem Wissenschaftler Collins.

Ich glaube, dass ich mit meiner einfachen Darstellung auch die komplexeren Vorgänge, z.B. die Bedeutung der Mitochondrien, den Kraftwerken der Zellen, noch verständlicher machen konnte. Denn das Verständnis dafür ist die Voraussetzung, dass man sich mit Sicherheit bald mit einem weiteren Zukunftsproblem beschäftigen muss.

Ein weiterer Beleg für die kausalen Zusammenhänge einer erfolgreichen Therapie mit Denkovital® zeigt sich am Aussetzen der Therapie. Nachdem es bei dem Patienten E. zu einem Absenken des A-Toxins kam, sah es der Patient als nicht mehr nötig an die Denkovital®-Kapseln einzunehmen. Den Angehörigen fiel dies als erstes auf. Beim nächsten Arztbesuch war der Patient E. nicht mehr in der Lage den Uhrentest (s. Anlage) richtig durchzuführen. Es ist eine Verschlechterung gegenüber dem letzten Arztbesuch eingetreten. Auch war der A-Toxin-Wert wieder auf 110 I.E. angestiegen. Nach der erneuten Einnahme kam es wieder zur klinischen Besserung und somit zu einem erneuten Abfall des A-Toxins. Die Angehörigen waren jetzt bemüht, darauf zu achten, dass beim Ehemann und Vater eine konsequente Therapie eingehalten wird. Ein Körper schädigendes Toxin muss entsorgt werden, wie auch ein schädigendes Bakterium.

Erklärung: *Dieses Buch wurde durch keine Pharmafirma unterstützt. Außerdem hat der Autor keinerlei Subventionen oder Forschungsgelder aus der Wirtschaft, von weiteren Personen oder vom Staat erhalten. Die Forschungen wurden aus eigenen Mitteln finanziert. Alle Arbeiten und Produktionen wurden in Deutschland ausgeführt und versteuert.*

Danksagung: *Oft sind wissenschaftliche Ergebnisse nicht allgemeinverständlich, deshalb bedanke ich mich herzlich für die Unterstützung und Durchsicht, bei Ehepaar Dr. Hans Georg und Eva-Maria Walter, Fr. Sylvia Seitzer, Frau Elfriede Eberth, sowie meinen Söhnen Dominik und Tobias und bei meinen Mitarbeiterinnen.*

Denkovital®
-Vitalität für Ihre Gehirnzellen-

Nahrungsergänzungsmittel
Zur Entgiftung und Durchblutungsförderung

Warum Denkovital®?

Fehlernährungen können krankhafte Stoffwechselvorgänge im **Gehirn** auslösen. Nicht ausgeschiedene giftige Abbauprodukte führen zu einer Entzündungsreaktion und verursachen in den Nervenzellen Eiweißablagerungen (Plaques).

Denkovital® ist ein **Nahrungsergänzungsmittel** und ist geeignet, stoffwechsel- und ernährungsbedingte Schwächen der Gehirnleistung zu verhüten oder bereits eingetretene Beeinträchtigungen abzuschwächen.

Dazu haben wir klinische Tests durchgeführt, die selbst bei diesem Nahrungsergänzungsmittel zeigen können, dass eine klinische und laborchemische Befundbesserung eintritt.

Denkovital ist ein Nahrungsergänzungsmittel, bestehend aus Aminosäuren, Vitaminen und dem Mineral Kalium. Es enthält eine Vitaminkombination, die für den **altersbedingt verminderten Gehirnstoffwechsel** besonders hilfreich ist.

Fehl- und Mangelernährung – vor allem im Alter – können krankhafte Stoffwechselvorgänge im Gehirn auslösen. Nicht ausgeschiedene giftige Abbauprodukte führen zu einer Entzündungsreaktion und verursachen in den Nervenzellen Eiweißablagerungen (Plaques). **Denkovital®** ist geeignet, stoffwechsel – und ernährungsbedingte Schwächen der Gehirnleistung zu verhüten oder bereits eingetretene Beeinträchtigungen abzuschwächen.

Denkovital® enthält nur natürliche Stoffe und keine Farb- und Konservierungsstoffe.
Das Denkovital® -Präparat ist gentechnikfrei und patentrechtlich international angemeldet.

Was enthält Denkovital® und wie wirkt es im Organismus?
Denkovital ist ein Nahrungsergänzungs-mittel bestehend aus **Aminosäuren, Vitaminen und dem Mineral Kalium.**

Aminosäuren sind die kleinsten Bestandteile von Eiweiß, einem lebensnotwendigen Bestandteil der Nahrung. Diese werden vom Körper nicht oder nur zum Teil selbst hergestellt.
Zur Verbesserung des Stoffwechsels, der Durchblutung und zur Entgiftung von Körperzellen sind Aminosäuren unbedingt notwendig. Im Präparat **Denkovital®** sind deshalb Aminosäuren aufgeführt, die eine wichtige Rolle beim Gehirnstoffwechsel und bei der Durchblutung spielen. Die Durchblutung wird somit verbessert und die Körperzellen entgiftet.

Wichtige Aminosäuren sind im Gehirnstoffwechsel notwendig. Sie haben durchblutungsfördernde und entgiftende Funktionen.

Welche Vorteile bietet Denkovital ?
- In umfangreichen Untersuchung an Patienten, die unter Hirnleistungsschwäche litten, wurde eine deutliche Befundverbesserung erzielt.
- wird in Form von Kapseln gut vom Körper aufgenommen
- ist individuell dosierbar
- wird nach den höchsten Qualitätsstandards hergestellt
- enthält keine Farb- und Konservierungsstoffe
- enthält natürliche Stoffe

Aminosäuren sind die kleinsten Bestandteile von Eiweiß, einem lebensnotwendigen Bestandteil der Nahrung. Diese werden vom Körper nicht oder nur zum Teil selbst hergestellt.
Zur Verbesserung des Stoffwechsels, der Durchblutung und zur Entgiftung von Körperzellen sind Aminosäuren unbedingt notwendig. Im Präparat Denkovital® sind deshalb Aminosäuren aufgeführt, die eine wichtige Rolle beim Gehirnstoffwechsel und bei der

Durchblutung spielen. Die Durchblutung wird somit verbessert und die Körperzellen entgiftet. Wichtige Aminosäuren sind im Gehirnstoffwechsel notwendig. Sie haben durchblutungsfördernde und entgiftende Funktionen.

Vitamine insbesondere B-Vitamine sind Ergänzungsstoffe, die für den Organismus und zur Erhaltung seiner Funktionen (z.B. Gehirnfunktion) unentbehrlich sind, um die giftige Aminosäure Homocystein zu reduzieren. Homocystein ist eine Aminosäure, die eine Schädigung der Blutgefäße hervorruft und auch giftige Effekte im Gehirn auslöst. Mit dieser Vitamingabe kann die Nebenwirkung des Homocystein beseitigt werden.
Die Blutkonzentration von Vitamin D3 ist bei Menschen mit Hirnleistungsstörungen erniedrigt. Dieses Vitamin hat eine entzündungshemmende Wirkung.

In unseren Untersuchungen konnte gezeigt werden, dass eine zweifache Wirkung durch Denkovital erreicht werden konnte:

1.   Die toxische Aminosäure Homocystein, die die Blutgefäße schädigt wird normalisiert und
2.   Das Alzheimer-Toxin wird ebenfalls soweit reduziert, so dass kein Schäden mehr in den Gehirnzellen entsteht.

In Denkovital® sind die oben genannten Stoffe enthalten. Einer Fehl- und Mangelernährung – vor allem im Alter- kann entgegengetreten werden.

Dosierung:
2x1 Kapsel täglich zwischen oder vor der Mahlzeit mit viel Wasser einnehmen

Packungsinhalt:
60 Kapseln
Empfohlener Apothekenpreis: **29,50 €**

Hinweise:
Die, auf der Faltschachtel angegebene Dauer der Haltbarkeit gilt nur für unbeschädigtes und dem Hinweis entsprechend gelagertes Produkt.
www.denkovital.com
Lagerung: Denkovital sollte bei einer Temperatur nicht über 25° gelagert
werden. Vor Sonneneinstrahlung ist es zu schützen. Nach Anbruch kühl und trocken aufbewahren.
Außerhalb der Reichweite von Kindern lagern.

Nebenwirkungen sind keine bekannt

Zu beziehen von

Heliolux GmbH
Kapellenstr. 3
97688 Bad Kissingen

Tel. **0971/78596270** oder 0971/2135825
Fax **0971/78596270** oder 0971/ 6992181

DENKOVITAL®

60 Kapseln DENKOVITAL®

DENKOVITAL® sollte 2-3 Mal täglich vor dem Essen eingenommen werden.

DENKOVITAL® reduziert das A-Toxin schon Jahre im Voraus und verhindert Zellschäden.

Weitere Informationen erhalten Sie bei:

Dr. med. Dr. rer. nat. G. Weth
Facharzt für Innere Medizin,
Klinische Geriatrie, Schmerztherapie
Heliolux GmbH

Kapellenstr. 3
97688 Bad Kissingen

Bestellung unter:
www.dr-weth.com
www.denkovital.com
Tel.: 09 71/21 35 98 25 • Fax.: 03 22 21 60 66 58
Tel.: 09 71/78 59 62 70 • Fax.: 09 71 / 78 59

Über den Autor:

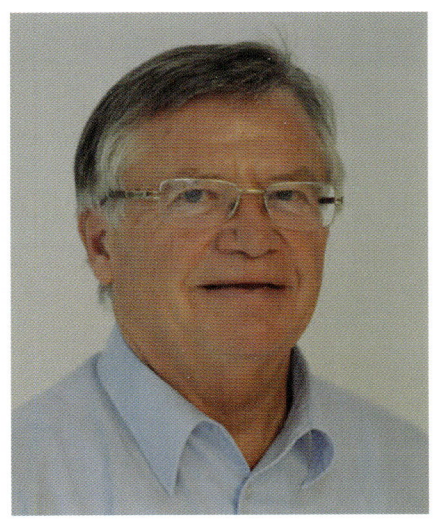

Dr. med. Dr. rer. Nat. Dipl. chem. Gosbert Weth

Gosbert Leo Weth wurde in Schweinfurt (Bayern) geboren und studierte an der Universität Würzburg Chemie und Medizin. Mit dem Diplom in Chemie (Dipl. Chem.) und mit der Approbation als Arzt in Medizin schloss er seine Studien ab. Mehrfach wurde er ins Studentenparlament gewählt, war in deren Leitungsfunktionen tätig. Er war Mitglied des Senats der Universität Würzburg und Vertreter in mehreren Universitätsausschüssen.

Die Promotionen (Doktorarbeiten) wurde an der Medizinischen- (Dr. med.) und der Naturwissenschaftlichen Fakultät (Dr. rer. nat.) abgelegt. Seine erste medizinische Tätigkeit war an der Medizinischen Poliklinik der Universität Würzbug unter Direktor Prof. Dr. Hans Franke. Als Leiter des Hormonlabors arbeitete er als Mitarbeiter bei der größten Hundertjährigen-Studie der Welt mit 575 Hundertjährigen mit. Wissenschaftliche Publikationen über Neurotransmitter und Hormon- Bestimmung folgten. Neue Untersuchungsmethoden über Second Messenger waren seine ersten Arbeiten. An Nervenzellen und an Tumoren wurden Neurotransmitter und Second Messenger gemessen.

Nach der Emeritierung von Prof. Dr. H. Franke ging Dr. Dr. Weth an die 2. Medizinische Klinik des Klinikums Nürnberg und Institut für Gerontologie der Universität Erlangen/Nürnberg am Lehrstuhl für Innere Medizin/Geriatrie. Danach war er Bereichsleitender Arzt (9,5 Jahre) an einer Geronto-Psychiatrischen Klinik. Gleichzeitig Leiter eines Gesamtlabors einer 700 Bettenklinik. Referent auf mehreren Weltkongressen für Geriatrie und Gerontologie. Über 50 Vorträge auf nationalen und internationalen Kongressen. Inhaber vieler Patente. Er war über 15 Jahre leitender Arzt bzw. Chefarzt für innere Medizin und Geriatrie. Derzeit arbeitet er in Bad Kissingen. Wissenschaftliche Tätigkeiten befassen sich mit nebenwirkungsarmen Tumor-Therapien.

Das Problem der Alzheimer-Erkrankung und Krebs-Erkrankungen ist die größte medizinische, naturwissenschaftliche und soziale Herausforderung der nächsten Jahre, da beide Erkrankungen nicht nur den Patienten, sondern die Angehörigen herausfordert.

Ihre Gehirnzellen müssen über 80 Jahre Tag und Nacht für Sie arbeiten und benötigen fünf Mal mehr Energie als alle übrigen Körperzellen.